குழந்தை வளர்ப்பும் நலனும்

மருத்துவர் ப.வைத்திலிங்கம் MD (Ped), DCH

நியூ செஞ்சுரி புக் ஹவுஸ் (பி) லிட்.,
41-பி, சிட்கோ இண்டஸ்டிரியல் எஸ்டேட்,
அம்பத்தூர், சென்னை - 600 050.
☎: 044 - 26251968, 26258410, 48601884

Language: Tamil
Kuzhanthai Valarppum Nalanum
Author: **Dr. P.Vaithilingam**
First Edition: October, 2021
Second Edition: September, 2023
Copyright: Publisher
No. of pages: 126
Publisher:
New Century Book House Pvt. Ltd.,
41-B, SIDCO Industrial Estate,
Ambattur, Chennai - 600 050.
Tamilnadu State, India.
email : info@ncbh.in
Online:www.ncbhpublisher.in

ISBN: 978-81-2344-130-6
Code No. A 4483
₹ 135/-

Branches

Ambattur (H.O.) 044 - 26359906 **Spenzer Plaza (Chennai)** 044-28490027
Trichy 0431-2700885 **Pudukkottai** 04322- 227773 **Thanjavur** 04362-231371
Tirunelveli 0462-4210990, 2323990 **Madurai** 0452 2344106, 4374106
Dindigul 0451-2432172 **Coimbatore** 0422-2380554 **Erode** 0424-2256667
Salem 0427-2450817 **Hosur** 04344-245726 **Krishnagiri** 04343-234387
Ooty 0423 2441743 **Vellore** 0416-2234495 **Villupuram** 04146-227800
Pondicherry 0413-2280101 **Nagercoil** 04652-234990

குழந்தை வளர்ப்பும் நலனும்
ஆசிரியர்: மருத்துவர் ப.வைத்திலிங்கம்
முதல் பதிப்பு: அக்டோபர், 2021
இரண்டாம் பதிப்பு: செப்டம்பர், 2023

அச்சிட்டோர்: **பாவை பிரிண்டர்ஸ் (பி) லிட்.,**
16 (142), ஜானி ஜான் கான் சாலை, இராயப்பேட்டை, சென்னை - 14
☎: 044-28482441

All rights reserved. No part of this book may be reprinted or reproduced or utilised in any form or by any electronic, mechanical, or other means, now known or hereafter invented, including photocopying and recording, or in any information storage or retrieval system, without permission in writing from the publishers.

அணிந்துரை
எளியது, இனியது

மக்கள் சமூகத் தொடர்ச்சிக்குக் காரணம் மக்கட்பேறு. அது இறைவன் கொடுத்த வரம் என்றாலும், குழந்தைப் பேறுக்கும், குழந்தை வளர்ப்புக்கும் துணை நிற்பது மனித அனுபவ அறிவே. அதில் பெற்றோரும் உற்றாரும் பெரும் பங்கு வகிக்கிறார்கள்.

அது பொது அறிவு அடிப்படையில் அமைந்ததால் புதிய சிக்கல் வரும்போது அவர்களால் ஒன்றும் செய்ய முடிவது இல்லை. சிக்கல் தீர்க்க முடியாமல் உயிர் இழப்புக்கு கொண்டு போய் விட்டுவிடுகிறது.

மக்கள் வளர்ச்சிக்கு முக்கியக் காரணம் அறிவியல் வளர்ச்சி. அதனால் ஏற்பட்ட இரண்டு வளர்ச்சி முக்கியமானவை. 1. நாட்டைத் தாண்டிய உலகளாவிய தொடர்பு; அதனால் வெளிநாட்டில் ஏற்படும் அறிவியல் வளர்ச்சியை நாமும் அறிந்து பயன்படுத்திக்கொள்ள வாய்ப்பு. 2. மருத்துவத் துறை வளர்ச்சி. சித்த வைத்தியம், ஆயுர்வேதம் என்று நம் நாட்டில் வளர்ந்தது என்றாலும் இன்று ஆங்கில வைத்தியம் உலகு எங்கும் ஆக்கிரமித்துள்ளது. அதன் ஒரு சிறப்பு தொடர்ந்து மருத்துவத் துறையில் முன்னேற்றம் ஏற்பட்டு வளருகிறது: வளர்ந்து கொண்டும் வருகிறது. அதன் ஒரு பலன் மருத்துவத்துக்குள் பல தனித்துறைகள் தோன்றியுள்ளன. இதயம், தோல், பல், பொது மருத்துவம் என்ற நிலையில் குழந்தை மருத்துவத்தில் தனித்துறையே அமைந்துள்ளது.

குழந்தை மருத்துவத் துறையில் நாற்பது ஆண்டுகளுக்கு மேலாக ஈடுபட்டு பொதுமக்களிடையே நல்ல பெயர் எடுத்த மருத்துவர் வைத்திலிங்கம் குழந்தை வளர்ப்பு முறைகள் பற்றி அவ்வப்போது இந்திய மருத்துவக் கழகத்தின் மாத இதழான 'இமைகள்' இதழில் கட்டுரைகள் எழுதி வந்துள்ளார். இந்த நிலையில் 'குழந்தை வளர்ப்பும் நலனும்' என்ற இந்த நூல் வெளிவருகிறது.

குழந்தை வளர்ப்பில் பல படிநிலைகள் அமைந்துள்ளன. பிறந்த நாள் குழந்தை, ஒரு வாரக் குழந்தை, ஒரு மாதக் குழந்தை, ஒரு வயதுக் குழந்தை எனப் பல நிலைகள் உண்டு. அவை வயதைப் பொறுத்து மட்டும் இல்லை: உடல் வளர்ச்சியையும் உள்ள வளர்ச்சியையும் பொறுத்தவை. ஒவ்வொரு நிலையிலும் ஏற்படும் மாற்றம், அப்போது பெற்றோர் கடைப்பிடிக்க வேண்டிய நடைமுறைகள் என்று தனித்தனி இயல்களில் நூலில் விளக்கப்பட்டுள்ளன.

இது வருங்காலத் தாய்மார்களுக்கும், உற்றார் உறவினருக்கும் பயன்படக் கூடிய முறையில் எளிய நடையில் படிப்பதற்கு இன்பம் ஊட்டும் முறையில் அமைந்துள்ளது சிறப்பானது.

உண்மையில் மனிதனின் பரிணாம வளர்ச்சியை அறிந்துகொள்ள விரும்பும் எல்லோரும் படிக்க வேண்டிய நூல்.

செ.வை. சண்முகம்
மேனாள் இயக்குனர்,
மொழியியல் உயராய்வு மையம்
அண்ணாமலை பல்கலைக் கழகம்

திருவேரகம்,
194, மாரியப்பா நகர்,
அண்ணாமலை நகர் அஞ்சல்,
சிதம்பரம் 608002.

அன்புள்ள பெற்றோரே!

வணக்கம். தவமிருந்து வரமிருந்து பெற்ற உங்கள் குழந்தையைக் கைகளில் அணைத்தபடி மனது நிறைய மகிழ்ச்சியோடு குழந்தை மருத்துவரின் முன் ஆலோசனைக்கு உட்காரும்போது, உங்களின் மனதில் எழும் கேள்விகளையும், சந்தேகங்களையும் என்னால் புரிந்துகொள்ள முடிகிறது.

ஒவ்வொரு முறையும் நீங்கள் குழந்தையை எடுத்துக் கொண்டு, மனதில் ஆயிரம் கேள்விகளோடு குழந்தை நலமருத்துவரைப் பார்த்து ஆலோசித்த பிறகு இதற்காகவா நாம் இந்த அளவு குழம்பிக் கொண்டிருந்தோம் என்று தோன்றும். குழந்தைக்கு எப்படி தாய்ப்பால் ஊட்டுவது? பால் போதவில்லை என்றால் என்ன செய்வது? அழுதால் என்ன செய்வது? எவ்வளவு நேரம் தூங்க விடுவது? என்பது போன்ற பலப்பல கேள்விகள் உங்கள் முன்னே இருக்கலாம்.

வியாதிகளைப் பற்றி முழுவதும் தெரிய வேண்டாம். ஆனால் அவைகளிலிருந்து எப்படித் தப்பிக்க வேண்டும் என்று தெரிந்திருக்க வேண்டுமே! உங்கள் குழந்தைக்கு என்னென்ன தடுப்பு ஊசிகள் போட வேண்டும்? எப்போது போட வேண்டும்? அன்றாடம் நடக்கும் விபத்துக்களிலிருந்து உங்கள் குழந்தையை எப்படிப் பாதுகாப்பது? என்று தெரிந்தால் நன்றாக இருக்குமே!

குழந்தை வளர்ப்பில் எது நல்லது? எது கெட்டது? எதைச் செய்யலாம்? எதைச் செய்யக் கூடாது? என்று தெரிந்திருந்தால் உங்கள் குழந்தையை நன்றாக வளர்க்கலாமே! குழந்தைகளைக் கண்டிக்கலாமா? இல்லை தண்டிக்கலாமா? ஒன்றும் புரியவில்லையே என்று குழம்பு கிறீர்களா? ஒவ்வொரு குழந்தையின் வளர்ச்சியிலும் பெற்றோரும் சமுதாயமும் தான் முக்கியப் பங்கு வகிக்கின்றன. நிறைய நேரங்களில் குழந்தையின் உடல்நிலை, நோய்ப் பற்றி பெற்றோர்களுக்கு இருக்கும் கவலையும், ஆதங்கமும் குழந்தையின் வளர்ச்சியிலும் பழக்கத்திலும் இல்லையே என்ற கவலை எனக்கு உண்டு. நோயற்ற நிலை மட்டுமே ஆரோக்கியம் இல்லையே.

குழந்தையை நல்லமுறையில் வளர்த்து ஆளாக்கி இந்த சமுதாயத்துக்கு ஒரு சிறந்த குடிமகனாகக் கொடுக்க வேண்டியது

ஒவ்வொரு பெற்றோரின் கடமை. குழந்தை கேட்பதையெல்லாம் கொடுத்து, பாசமழை பொழிந்து, குட்டி ராஜா, ராணிகளாக வளர்த்து நல்ல பள்ளியில் படிக்க வைத்தால் நல்லவனாக வருவான் என்று நினைக்கிறார்கள். ஆனால் சில நேரங்களில் நடப்பது வேறாக உள்ளது. இதுபோன்ற நிறைய நிகழ்வுகளை உங்களோடு பகிர்ந்து அதற்கான மருத்துவ ரீதியான காரணங்களையும், அம்மாதிரி குழந்தைகளைக் கையாளுவது பற்றியும் இந்தப் புத்தகத்தில் எழுதியுள்ளேன். படித்துப் பயனுற வேண்டுகிறேன்.

★★★

நான் தற்போதைய அரியலூர் மாவட்டத்தில் உள்ள வாரியங்காவல் என்னும் கிராமத்தில் நெசவாளர் குடும்பத்தில் பிறந்தேன். அங்கு உள்ள அரசுப் பள்ளியில் எஸ்.எஸ்.எல்.சி முடித்த உடன், திருச்சியில் உள்ள செயிண்ட் ஜோசப் கல்லூரியில் பி.யு.சி படித்தேன். பின்னர் செங்கல்பட்டு மருத்துவக் கல்லூரியில் எம்.பி.பி.எஸ் முடித்து விட்டு, சென்னை ஸ்டான்லி மருத்துவக் கல்லூரியில் டி.சி.எச் டிப்ளமாவும், சென்னை மருத்துவக் கல்லூரியில் குழந்தை மருத்துவத்தில் எம்.டி., முதுகலைப் பட்டமும் பெற்றேன். கடந்த 40 ஆண்டு காலமாகக் குழந்தைகளுடனும் அவர்களின் பெற்றோர்களுடனும் பழகி அவர்களின் பிணி தீர்க்கும் பணியில் பங்கேற்றதை நான் பெற்ற வரமாகக் கருதுகிறேன். கள்ளக்குறிச்சியில் உள்ள எனது P.V குழந்தைகள் மருத்துவமனை வழியாக அப்பகுதிக் குழந்தைகளுக்கு சிறந்த முறையில் மருத்துவம் செய்து வருகிறேன்.

நான் 2004 ல் இந்திய மருத்துவ சங்கத்தின் தமிழ்நாட்டுப் பிரிவின் 'இமைகள்' என்ற மாத இதழில் குழந்தை வளர்ப்பு பற்றி ஒரு சில கட்டுரைகள் எழுதி வந்தேன் பணிச்சுமை காரணமாக அப்போது அதைத் தொடர முடியவில்லை. தற்போது அந்த கட்டுரைகளுடன், மேலும் பல தலைப்புகளிலும் எழுதி ஒரு புத்தகமாக்கியுள்ளேன். இவை அனைத்துக்கும் கரு நான் பார்த்து வளர்ந்து பெரியவர்கள் ஆன குழந்தைகளும் அவர்களின் பெற்றோர்களுமே.

அனைத்துக் குழந்தைகளும் பிறக்கும்போது நல்லவர்களாகவே பிறக்கிறார்கள். அவர்கள் வளர்ந்து பின்னாளில் வெளிப்படுத்தும் குணாதிசயங்கள், அவர்களின் முழுத்திறமையின் வெளிப்பாடு, வாழ்க்கை ஏணியில் ஏறும் உயரம் போன்றவைகளுக்கு அவர்கள் வளர்ந்த சூழலையும் பெற்ற மரபணுக்களையுமே காரணமாகக்

கூறலாம். குழந்தை வளர்ப்பு பற்றிய தெளிவும், விழிப்புணர்வும் பெற வேண்டும் என விரும்பும் பெற்றோர்களுக்கு இந்த நூல் உதவும் என்று எண்ணுகிறேன்.

தமிழில் எழுத என்னை ஊக்குவித்து இந்த நூலை வெளியிட உதவி செய்து இந்த நூலுக்கு அணிந்துரையும் எழுதிப் பெருமை சேர்த்த மேனாள் இயக்குனர், பேராசிரியர் டாக்டர் செ.வை.சண்முகம், மொழியியல் உயராய்வு மையம், அண்ணாமலை பல்கலைக் கழகம், அவர்களுக்கும், என்னுடைய இந்த முதல் முயற்சிக்கு நூல் வடிவம் கொடுத்து வெளியிட்டுள்ள நியூ செஞ்சுரி புக் ஹவுஸ் நிறுவனத்தாருக்கும் என் நெஞ்சார்ந்த நன்றிகள்.

அன்புடன்,

மரு.ப.வைத்திலிங்கம் M.D (Pediatrics) DCH,
P.V குழந்தைகள் மருத்துவமனை,
சுந்தர விநாயகர் கோயில் தெரு,
கள்ளக்குறிச்சி 606202
Mobile 9940884007
Email: vaithilingamkallai@gmail.com

பொருளடக்கம்

1. குழந்தை பெற்றுக் கொள்ள தீர்மானித்துவிட்டீர்களா? — 11
2. குழந்தை பிறந்தாச்சு! — 14
3. எப்படித் தாய்ப்பால் ஊட்ட ஆரம்பிப்பது? — 16
4. தாய்ப்பால் ஊட்டும் தாய்மார்களின் பிரச்சினைகள் என்ன? — 20
5. தாய்ப்பாலா? பசும்பாலா? டின் பாலா? — 29
6. இணை உணவுகள் (WEANING FOODS) — 32
7. சிறார்களுக்கான உணவுகள் — 35
8. என் குழந்தை ஏன் சாப்பிட மாட்டேன் என்கிறான்? — 37
9. டீன் ஏஜ் வயதினருக்கான உணவு முறை — 43
10. துரித உணவுகள் — 45
11. பாலும் பால் பொருள்களும் — 48
12. குழந்தையின் உடல் வளர்ச்சியைக் கண்காணித்தல் — 52
13. தடுப்பு ஊசிகள் ஒரு கண்ணோட்டம் — 56
14. தடுப்பு ஊசிகளும் போட வேண்டிய காலமும் — 59
15. குழந்தைகளுக்குத் தொற்று நோய்கள் வராமல் இருக்க என்ன செய்யலாம்? — 67
16. முக்கிய நோய் அறிகுறிகள் அவசரம்! அலட்சியம் வேண்டாம்! — 70
17. உங்கள் குழந்தையும் செல்லப் பிராணிகளும் — 72
18. குழந்தை வளர்ப்பில் எதைச் செய்யலாம்? எதைச் செய்யக்கூடாது? — 75
19. குழந்தையும் தூக்கமும் — 80
20. உங்கள் குழந்தை விரல் சூப்புகிறதா? — 84
21. காலணிகளும், 1-3 வயது குழந்தையும் — 86
22. உங்கள் குழந்தைக்குப் பல் முளைத்து விட்டதா? — 88

23.	உங்கள் குழந்தைக்கு டாய்லெட் பயிற்சி கொடுத்துவிட்டீர்களா?	91
24.	என் குழந்தை இன்னும் பேசவில்லையே!	95
25.	படுக்கையில் உள்ளாடையில் சிறுநீர் கழிக்கும் குழந்தையா?	98
26.	குழந்தையும் தொலைக்காட்சியும்	101
27.	அடம் பிடிக்கும் குழந்தையைக் கையாள்வது எப்படி?	106
28.	அய்யோ பாவம் குழந்தையை எப்படி வளர்த்திருக்கிறார்கள். பாருங்களேன்!	110
29.	குழந்தைகள் ஏன் விபத்தில் சிக்குகிறார்கள்?	115
30.	வீட்டில் ஏற்படும் விபத்துக்கள்	116
31.	தண்ணீரில் மூழ்குதல்	120
32.	தீ விபத்துக்கள்	121
33.	சாலை விபத்துக்கள்	124

1. குழந்தை பெற்றுக் கொள்ள தீர்மானித்து விட்டீர்களா?

இவ்வுலகில் பிறக்கும் ஒவ்வொரு குழந்தையும் அதன் பெற்றோர்களால் வேண்டி விரும்பி பெற்றுக்கொண்ட குழந்தையாக இருக்க வேண்டும் என்பதுதான் குழந்தைகளின் மேல் அக்கறையும் நம்பிக்கையும் உள்ள ஒவ்வொருவரின் விருப்பம். அப்படித் தவமிருந்து வரமிருந்து பெற்ற குழந்தையின் பெற்றோரின் மகிழ்ச்சிக்கும் உற்றாரின் கொண்டாட்டத்திற்கும் குழந்தையின் மீது பொழியப்படும் பாசத்தின் அளவுக்கும் வளர்க்கும் நேர்த்திக்கும் எல்லையே கிடையாது.

குழந்தைப் பருவத்தில் இருந்தே ஆரோக்கியத்தோடு வளர்க்கப்பட்ட பெண்ணுக்குப் பிறக்கும் குழந்தையும் ஆரோக்கியமாகவே பிறக்கிறது என்பது அறிவியல் உண்மை. திருமணம் ஆவதற்கு முன் ஆணுக்கும் பெண்ணுக்கும் முழுமையான மருத்துவப் பரிசோதனையும், தேவையானால் தக்க இரத்தப் பரிசோதனைகளும் செய்து அவர்கள் இருவரும் திருமண வாழ்க்கைக்கு முற்றிலும் தகுதியானவர்களா என்பதை உறுதிப்படுத்திக்கொள்ள வேண்டும். நெருங்கிய உறவுகளில் திருமணம் இல்லாத போது மரபு வழி வரும் பிறவிக் கோளாறுகளுக்கான வாய்ப்பும் மிகவும் குறைந்து விடுகிறது. இரண ஜன்னி தடுப்பு ஊசியும், ருபெல்லா தடுப்பு ஊசியும் போட்டுக் கொள்வது கூட நல்லது.

பெண்கள் குழந்தை பெற்றுக்கொள்ள தக்க வயது 23 க்கு பிறகுதான். மருத்துவக் காரணங்களுக்காக 18 வயதுக்கு முன்னும், 35 வயதுக்குப் பின்னும் குழந்தை பெற்றுக்கொள்வது நல்லது அல்ல. 18 வயதுக்கு முன்னர் பெண் கர்ப்பமாகிக் குழந்தை பெறும்போது பெரும்பாலும் பிரசவ காலம் சிக்கல்கள் நிறைந்ததாக ஆகி விடுகிறது. குழந்தையும் குறைமாதத்திலேயே பிறக்கிறது. அதுபோல் 35 வயதுக்குப் பிறகு குழந்தை பிறக்கும்போதும் நிறைய பிரச்சினைகள் வருகிறது. தவிர்க்க இயலாத சூழ்நிலையில் ஒருபெண் கர்ப்பமாகும் போது கர்ப்பம் ஆனதிலிருந்து குழந்தை பெறும் வரையிலும் நல்ல மகப்பேறு மருத்துவரின் மேற்பார்வையில் இருந்தால் நிறைய பிரசவ காலச் சிக்கல்களைச் சமாளித்து விடலாம். அல்லது வராமலேயே தவிர்த்தும் விடலாம். அப்புறம் என்ன? நலமான குழந்தைப் பிரசவம்தான்.

இரண்டாவது அல்லது மூன்றாவது குழந்தை பெற விரும்புவர்கள் பிரசவ கால இடைவெளி 3 வருடங்களாவது இருக்குமாறு பார்த்துக்

கொள்ளவேண்டும். இந்தக் காலத்தில்தான் தாய் தன் முந்தைய பிரசவத்தில் இழந்த உடல் ஆரோக்கியத்தை மீண்டும் பெறுகிறாள். எனவே இடைவெளி இல்லாக் குழந்தைப் பேறு, தாய்க்கும் நல்லதல்ல. சேய்க்கும் நல்லதல்ல.

ஒரு சமுதாயத்தில் அடுத்த தலைமுறைக் குழந்தைகள் எல்லாம் ஆரோக்கியத்தோடு பிறந்து வளர்ந்து நலமுடன் இருக்க வேண்டும் என்று எண்ணுபவர்கள் தங்கள் அக்கறையை, கவனத்தை அந்தச் சமுதாயத்தில் உள்ள திருமணம் ஆகாத பெண்கள்மீது செலுத்த வேண்டும். அவர்களுக்குச் சத்தான உணவு அளிக்க வேண்டும். மேலும் அவர்களுக்குச் சத்துக்கள் உள்ள உணவுப் பண்டங்களைத் தேர்ந்தெடுப்பது, சத்துக்கள் கெடாமல் சமையல் செய்வது, சமைத்த உணவைப் பாதுகாத்து உண்ணுதல் போன்றவற்றில் பயிற்சி கொடுக்க வேண்டும். பெண்களுக்கு 19 வயதுக்குப் பிறகு திருமணமும், 21 வயதுக்குப் பிறகு கர்ப்பமும் என்ற கருத்தை வலியுறுத்த வேண்டும். ஒரு பதின்பருவத்தில் வளரும் பெண், தன் தாயைவிடவும் அதிகமாகச் சாப்பிட வேண்டியிருக்கும்.

குழந்தையின் வளர்ச்சியும், ஆரோக்கியமும் அதன் தாயின் ஆரோக்கியத்தைப் பொறுத்துதான் அமையும். பெண் கருத்தரிப்பதற்கு முன்பிருந்தே சத்துள்ள உணவுகளை உண்டு, உடலை ஆரோக்கியமாக வைத்துக்கொள்ள வேண்டும். கருத்தரித்த பிறகு தாய் தன் வயிற்றில் வளரும் சிசுவுக்கும் சேர்த்து சத்தான ஆகாரம் சாப்பிட வேண்டும். கர்ப்பமாக இருக்கும் தாய் தினமும் 2500 கலோரிகளும், 45 கிராம் புரதச்சத்தும் உள்ள உணவை உண்ண வேண்டும். வயிற்றில் வளரும் சிசுவுக்காக மேலும் 300 கலோரிகளும் 14 கிராம் புரதமும் சாப்பிட வேண்டும். இந்த அதிகப்படியான கலோரிகளும் புரதமும் தினமும் ஒருவேளை உணவு அதிகம் சாப்பிடுவதன் மூலம் கிடைத்து விடும். தினசரி உணவில் முளை கட்டிய பயறு வகைகள், கீரைகள், வெல்லம், பேரிச்சம்பழம் மற்றும் பழ வகைகள் முதலியன சேர்த்துக் கொள்ள வேண்டும். இரும்புச் சத்து மற்றும் ஃபோலிக் ஆசிட் மாத்திரைகளையும் மருத்துவ ஆலோசனையின் பேரில் தினமும் சாப்பிட வேண்டும். எல்லாவற்றுக்கும் அடிப்படையான உண்மை என்னவென்றால் ஆரோக்கியமான பெற்றோர்களால் மட்டுமே ஆரோக்கியமான குழந்தையைப் பெற்றுக்கொள்வது எளிது.

தாய்மார்களே! கருப்பையில் வளரும் உங்கள் குழந்தையோடு மானசீகமாகப் பேசக் கற்றுக் கொள்ளுங்கள். உங்களுடைய உணர்வுகள் உங்கள் குழந்தையை ஆக்கப்பூர்வமாகப் பாதிக்கட்டும். கருவுற்ற பிறகு ஏற்படும் தாய்மையை அனுபவியுங்கள். உங்களின் இதயத்துடிப்பு தான்

உங்கள் குழந்தைக்கு இதமான தாலாட்டு. அதனால்தான் பிறந்த பிறகுகூட குழந்தை அழும்போது, தோளில் போட்டு தட்டிக்கொடுக்கும் போது எளிதில் அழுகையை நிறுத்தி விடுகிறது. உங்களின் (அதே) இதயத்துடிப்பைக் கேட்டவுடன் விரைவில் குழந்தை சமாதானமாகி விடுகிறது. காரணம் நாம் பாதுகாப்பான இடத்தில்தான் இருக்கிறோம் என்ற உணர்வு.

கர்ப்ப காலமான ஒன்பது மாதங்கள் முடியும் தருவாயில் மனதளவிலும், உடலளவிலும் குழந்தையைப் பெற்றுக்கொள்ளத் தயாராகி விடுங்கள். அதோடு அறிவியல் பூர்வமான குழந்தை வளர்ப்புக் கலையையும் கற்றுத் தேர்ந்தவராகிக் கொள்ளுங்கள்.

2. குழந்தை பிறந்தாச்சு!

குழந்தை கருத்தரித்ததிலிருந்து டெலிவரி ஆகும் தருணம் வரையிலும் தாயின் கருப்பையில் 36 டிகிரி சென்டிகிரேட் வெப்பத்தில் தான் (தாயின் உடல் வெப்பம்) வளர்ந்து வருகிறது.டெலிவரி என்பது குழந்தைக்கு ஒரு ஷாக்தான். கருப்பைக்குள் 36 டிகிரி சென்டிகிரேட் வெப்பத்திலேயே கதகதப்பாக இருந்து கொண்டிருக்கும் குழந்தைக்கு, பிரசவித்து வெளியில் வந்தவுடன் பிரசவ அறையின் சராசரி வெப்பமான 26-30 டிகிரிக்கோ, அல்லது ஏ.சி வசதி இருக்கும்போது அதற்கும் குறைவான வெப்பத்திற்கோ திடீரென்று ஆளாகும்போது, உடல் முழுக்க குளிர், நடுக்கம் ஏற்பட்டு உண்மையிலேயே ஒரு டெம்பரேச்சர் ஷாக் நிகழ்கிறது. போதாக்குறைக்கு அம்மாவின் தொப்புள் கொடி வழியே வந்த பிராணவாயுவும் சத்துக்களும் சட்டென்று நின்று விடுகின்றன. இது இயற்கையால் குழந்தைக்கு விடப்படும் சவால்!

குழந்தை எப்படியாகிலும் இந்த உலகில் போராடிப் பிழைத்தாக வேண்டும். இதற்கு இயற்கையிலேயே குழந்தையிடம் உள்ள சில அனிச்சைச் செயல்கள் அதற்கு உதவுகின்றன. தனக்கு உள்ள அபாரமான மோப்ப சக்தியால், தான் தன் தாயின் அருகில்தான் இருக்கிறோமா என்று உறுதிசெய்து கொள்கிறது. தானாகவே தாயின் மார்பை நோக்கிச் செல்லவும், பாலைக் குடிப்பதற்கும்,பின்னர் விழுங்குவதற்கும் இந்த அனிச்சைச்செயல்கள் உதவுகின்றன.

நாமும் நம் பங்கிற்குக் குழந்தை நேயச்செயல்களைத் தான் செய்ய வேண்டுமே தவிர, குழந்தை விரோதச் செயல்களை நினைத்துக் கூடப் பார்க்கக் கூடாது.

குழந்தை பிறந்தவுடன் நன்றாக வீரிட்டு அழ வேண்டும். அப்போது தான் குழந்தையின் நுரையீரல் நன்றாக விரிவடையும். குழந்தை அழவில்லை என்றால் உடனடியாக குழந்தை நலமருத்துவரால் அவசர தீவிர சிகிச்சை ஆரம்பிக்கப்பட வேண்டும்.

குழந்தை பிறந்தவுடன் தாய்க்கும், சேய்க்கும் எந்தப் பிரச்சினையும் இல்லை என்றால், குழந்தையைத் தாயின் அருகிலேயே படுக்க வையுங்கள். தாயிடம் இருந்து பிரித்து தொட்டிலில் போடாதீர்கள். உறவினர்கள் குழந்தையைத் தூக்கி வைத்துக்கொண்டு தாய்க்கு ரெஸ்ட் கொடுக்காதீர்கள். தாயின் அன்பும் அரவணைப்பும் பிறந்தது முதலே குழந்தைக்குக் கிடைக்கவும், தாயும் சேயும், ஒருவரை ஒருவர் புரிந்து

கொண்டு தாய்ப்பாலூட்ட ஆரம்பிக்கவும் இந்த நேரம் மிகவும் முக்கியம். இதை தாய் சேய் பாசப்பிணைப்பு - MOTHER INFANT BONDING - என்கிறோம். இது குழந்தையின் வாழ்வில் ஒரு முக்கியப் படி.

எப்போது முதல் குளியல்?

குழந்தை பிறந்த உடன் குளிப்பாட்டுவதை ஒரு 24 மணி நேரத்திற்கு தள்ளிப்போட்டு விட்டு, குழந்தையைத் தாயின் உடலை ஒட்டியவாறு படுக்க வைத்துவிடுங்கள். குழந்தை தாயின் உடலோடு ஒட்டிக் கொண்டிருக்க வேண்டும். அப்போதுதான் தாயின் கருப்பைக்குள் இருந்த அதே கதகதப்பு, வெப்பநிலை தொடரும். டெம்பரேச்சர் ஷாக் ஞாபகம் இருக்கட்டும். இந்த முதல் 24 மணி நேரத்திற்குள் குழந்தையின் உடல் வெப்பநிலை சீராவதோடு, உடல் வெப்பத்தைக் கட்டுக்குள் வைத்திருக்கும் மூளைப்பகுதியும் தயாராகி விடும். குழந்தையின் மேல் எந்தக் கிருமியும் அண்டாதவாறு, குழந்தையின் உடலின் மேல் படிந்திருக்கும் வெர்னிக்ஸ் என்ற மாவு போன்ற படலமும் குழந்தைக்குப் போதுமான பாதுகாப்பு அளிக்கிறது. எனவே பிறந்தவுடன் குழந்தைக்குக் குளிப்பாட்டப் போகிறேன் என்று கிளம்பி விடாதீர்கள்.

எப்போது முதல் ஆகாரம்?

பிரசவத்தின்போது பிரச்சினைகள் ஏதும் இல்லாமல், நார்மலாகப் பிறந்த நிறைமாதக் குழந்தைக்குப் பிறந்த 2 மணி நேரத்திற்குள் தாய்ப்பால் கொடுக்க ஆரம்பிக்க வேண்டும். குறைமாதக் குழந்தையாக இருந்தால் பிறந்த அரை மணி நேரத்திற்குள்ளாகவே தாய்ப்பால் கொடுக்க வேண்டும். சிசேரியன் டெலிவரியாக இருந்தால் தாய் மயக்கம் தெளிந்தவுடன் தாய்ப்பால் கொடுக்க ஆரம்பிக்க வேண்டும். குழந்தை பிறந்தவுடன் ஓரிரு மணி நேரங்களுக்கு குழந்தையின் உடலில் சேமித்து வைக்கப்பட்டிருக்கும் கிளைக்கொஜன் என்ற சத்துப்பொருள் குழந்தைக்குத் தேவையான கலோரிகளைக் கொடுத்து விடும். அதற்குப் பிறகு தொடர்ந்து கொடுக்கும் தாய்ப்பால் மூலம் தேவையான கலோரிகளும் புரதமும் குழந்தைக்குக் கிடைத்துவிடும்.

தாய்ப்பால் கொடுக்க ஆரம்பிக்கும் முன் குழந்தைக்கு எதுவும் தேவையில்லை. சிலர் சர்க்கரைத் தண்ணீர், பசும்பால், பவுடர் பால் முதலியன கொடுக்கிறார்கள். இது மிகமிகத் தவறு. முதல் முறை பிரசவிக்கும் தாய்க்கு, தாய்ப்பால் சுரக்க ஆரம்பிக்க சற்று தாமதமாகலாம். ஆனால் தாய் ஒவ்வொரு முறை குழந்தை அழும் போதும் தாய்ப்பாலூட்ட முழுமையாக முயற்சி செய்தாலே போதும். ஓரிரு நாட்களிலேயே தாய்ப்பால் நன்றாக சுரக்க ஆரம்பித்து விடும். இரண்டாம், மூன்றாம் முறை பிரசவிக்கும் தாய்மார்களுக்கு குழந்தை பிறந்த உடனேயே தாய்ப்பால் நன்றாக சுரக்க ஆரம்பித்து விடும். இவர்களுக்கு எல்லாம் தாய்ப்பால் ஊட்டுவதில் எந்தப் பிரச்சினையும் ஏற்படுவது இல்லை.

3. எப்படித் தாய்ப்பால் ஊட்ட ஆரம்பிப்பது?

குழந்தை பிறந்தவுடன் எல்லாத் தாய்மார்களுக்கும் வெகு எளிதாகவும், முழுமையாகவும், வெற்றிகரமாகவும் தாய்ப்பால் கொடுக்க முடியும். இதற்கு முதல் தேவையே தாயின் பாசிடிவ்வான எண்ணங்கள் மட்டும்தான். தன்னால் தன் குழந்தைக்குத் தாய்ப்பால் கொடுக்க முடியும்: கொடுக்க வேண்டும் என்று நினைத்தாலே போதும். தாய்ப்பால் சுரக்க ஆரம்பித்து விடும்.

தாய்ப்பால் கொடுக்கும் தாய் தன் உணவிலும் சற்று அக்கறை செலுத்த வேண்டும். தினமும் அதிகப்படியாக 500 கலோரிகள் இருக்கும்படியான உணவை எடுத்துக்கொள்ள வேண்டும். எளிதில் கிடைக்கக் கூடிய தானியங்கள், பருப்பு வகைகள், கீரைகள், பழங்கள், வெல்லம் முதலியனவற்றைத் தினசரி உணவில் சேர்த்துக்கொள்ள வேண்டும். நிறைய நீர் ஆகாரங்களான மோர், பால், பழச்சாறுகள் ஆகியவற்றுடன் அதிகப்படியான தண்ணீரும் பருக வேண்டும். அவசியம் முதல் ஆறு மாதங்களுக்கு இரும்புச் சத்து மாத்திரைகளையும் சாப்பிட வேண்டும்.

பால் கொடுக்கும்போது குழந்தையை எப்படிப் பிடிப்பது?

பாலூட்டும் தாயின் மனநிலை அமைதியாகவும் உடல்நிலை ஆரோக்கியமாகவும் இருக்க வேண்டும். தாய் தன் வசதிப்படி உட்கார்ந்து கொண்டோ அல்லது படுத்துக்கொண்டோ தாய்ப்பால் கொடுக்கலாம். ரிலாக்ஸாக உட்கார்ந்து கொண்டு பால் கொடுப்பது நல்லது. எப்படிக் கொடுத்தாலும் தாயின் கவனம் குழந்தைமீது இருக்க வேண்டும். குழந்தைக்கும் தாய்க்கும் பார்வைப் பரிமாற்றம் இருக்க வேண்டும். இருவரின் கண்களும் ஒருவரை ஒருவர் பார்த்துக் கொண்டிருக்க வேண்டும். குழந்தையின் கழுத்தும் தலையும் ஒரே நேராகவோ அல்லது சற்றுத் தாழ்ந்தோ இருக்கலாம். குழந்தையின் உடல் தாயை நோக்கி உடலோடு உடல் அணைந்து இருக்க வேண்டும். தாய் தன் இரு கைகளாலும் குழந்தையைத் தாங்கிப்பிடித்துக் கொள்ள வேண்டும்.

வெற்றிகரமாகத் தாய்ப்பால் கொடுக்கக் கற்றுக்கொள்வது மிகவும் முக்கியம். குழந்தை தாயின் மார்பைச் சரியான முறையில் கவ்வினால் தான் தாய் எளிதில் பால் கொடுக்க முடியும். இதை -LATCHING- என்று சொல்வார்கள். இந்த நிலையில் தாய் தன் குழந்தையைப் பிடித்துக் கொண்டிருக்கும்போது குழந்தையின் வாய் தானாகவே தாயின் மார்பைக் கவ்வும் நிலைக்கு வந்து விடும். தாயின் மார்புக் காம்பும்

அதனைச் சுற்றியுள்ள ஏரியோலா என்ற கருவட்டப் பகுதியில் ஒரு பகுதியும் வாய்க்குள் இருக்க வேண்டும். இப்போது குழந்தையின் வாய் அகலத்திறந்தும், கீழ்த்தாடை மார்பைத்தொட்டுக் கொண்டும், கீழ் உதடு பிதுங்கிக் கொண்டும் இருக்கும். ஏரியோலா மேலே சற்று அதிகமாகவும், கீழே சற்றுக்குறைவாகவும் வெளியில் தெரியும். இப்படிப் பால் குடிக்கும்போது தாயின் மார்புக்காம்பில் எரிச்சலோ அல்லது வலியோ ஏற்படுவதில்லை. மார்புக்காம்பில் புண் வருவதோ அல்லது பால் கட்டுவதோ கிடையாது. குழந்தையும் எளிதாகப் போதிய அளவு பால் குடித்து விடும்.

ஒரு சில தாய்மார்கள் அறியாமையினால்- அதிலும் குறிப்பாக முதல் முறையாகத் தாயாக ஆனவர்கள்- சரியாகத் தாய்ப்பால் கொடுக்கும் முறையைத் தெரிந்து கொள்வது இல்லை. எப்படிக் குழந்தையைப் பிடிப்பது, எப்படி தன் மார்பைக் குழந்தைக்குக் கொடுப்பது என்பது தெரிவதில்லை. இதனால் குழந்தை மார்புக் காம்பை மட்டுமே வாயில் வைத்து சப்பும்போது, தாய்க்கு எளிதில் காம்பில் புண்ணும், எரிச்சலும் வந்து விடுகிறது. இந்த நிலையில் பால் குடிக்கும் குழந்தையின் வாய் அகலமாகத் திறந்து இருக்காது. காம்பைச் சுற்றியுள்ள ஏரியோலா வாய்க்கு வெளியில் இருந்து விடுவதால் அதன் உள் பகுதியில் உள்ள பால் சேமிப்பு அறைகளின் மேல், உதட்டின் அழுத்தம் இல்லாததால் குழந்தையின் வாய்க்குள் பால் வர வாய்ப்பு இல்லை.

தாய் தன் இரண்டு மார்பகங்களிலும் மாற்றி மாற்றிப் பால் கொடுக்க வேண்டும். குறிப்பிட்ட இடைவெளியில் பால் கொடுப்பதை விட, குழந்தை அழும்போது பால் கொடுப்பதே நல்லது. ஒரு முறை பால் கொடுக்க ஆரம்பித்தால் தொடர்ந்து 30 நிமிடங்கள் ஒரு மார்பில் பால் கொடுக்க வேண்டும். முதல் 15 நிமிடங்களுக்கு சுரக்கும் பாலை -FOREMILK-என்பார்கள். இதில் புரதச் சத்து அதிகமாகவும் சற்று நீர்த்தும் இருக்கும். பின்னர் 15 நிமிடத்திற்கு வரும் பாலில் கொழுப்புச் சத்து அதிகமாகவும், திக்காகவும் இருக்கும். இந்த -HINDMILK-ஐ குடித்தால்தான் குழந்தைக்கு வயிறு நிரம்பியது போன்ற உணர்வு வரும். எடையும் சீக்கிரம் அதிகரிக்கும். குழந்தை போதுமான அளவு பால் குடித்திருந்தால் உடனே தூங்கி விடும். சில குழந்தைகள் உடன் சிறுநீர் கழித்து விடும். ஒரு நாளைக்கு 8-10 முறை பால் கொடுக்க வேண்டும். சில குழந்தைகள் அதற்கு மேலும் குடிக்கும். கட்டாயப் படுத்தி குறிப்பிட்ட இடைவெளியில், கடிகாரத்தைப் பார்த்துக் கொண்டு பால் கொடுக்கத் தேவையில்லை. இரவு நேரத்தில்தான் தாய்க்கு ஆக்சிடோசின் என்ற பால் சுரக்கத் தேவையான ஹார்மோன் அதிகம் சுரப்பதால் இரவில் கட்டாயம் பால் கொடுக்க வேண்டும். பால் கொடுத்து முடிந்தவுடன் அந்த மார்பில் 90 நிமிடங்களுக்குள்

மீண்டும் பால் சுரந்து விடுவதால் தாய் அடுத்த 2 மணி நேரத்தில் மீண்டும் தாய்ப்பால் கொடுக்க ரெடியாகி விடுகிறார்.

தாய்ப்பாலின் அளவும் தன்மையும்

தாயின் அமைதியான மனநிலை, உடல் ஆரோக்கியம் மற்றும் தாய்க்கு உள்ள ஆர்வம் ஆகியவற்றைப் பொறுத்து, தாய் வெற்றிகரமாகத் தாய்ப்பால் கொடுக்க முடியும். குழந்தை பிறந்தவுடன் தாய்ப்பால் சுரக்க ஆரம்பித்து விட்டாலும் முதலில் அளவு குறைவாகத்தான் இருக்கும். ஒரு மாத முடிவில் தினமும் சுமார் 200 மிலி அளவுக்குப் பால் சுரக்கும். நாள் ஆக ஆக இந்த அளவு அதிகரித்துக் கொண்டே போய், அதிகபட்சமாக 6 மாதத்தில் தினம் 600 மிலி அளவுக்குச் சுரக்கும். அதற்குப் பிறகு தினம் சுரக்கும்பாலின் அளவு குறைந்து விடும். பாலின் அளவுதான் குறையுமே தவிர, அதில் உள்ள நோய் எதிர்ப்பு சக்தி குறைவதில்லை. அதனால் தாய் விரும்பினால் இரண்டு வருடம் கூட தாய்ப்பால் கொடுக்கலாம். ஒரு சில குடும்பங்களில் மரபு வழிக்காரணங்களால் பால் சுரப்பது விரைவில் குறைந்து விடும். அம்மாதிரி தாய்மார்கள் மருத்துவ ஆலோசனை பெற்று, மாற்றுக் குழந்தை உணவு பற்றித் தெரிந்துகொள்ள வேண்டும்.

தாய்ப்பாலின் தன்மையும் அதில் உள்ள சத்துக்கள் பற்றியும் இப்போது பார்ப்போம். குழந்தை பிறந்து ஒருவார காலத்திற்குச் சுரக்கும் பாலை சீம்பால் -COLUSTRUM- என்பார்கள். இது மஞ்சள் நிறத்தில் புரதச்சத்தும், நோய் எதிர்ப்புச்சக்தியும் மிக அதிகமாக உள்ள ஒரு அமிர்தம். எல்லாக் குழந்தைகளுக்கும் கட்டாயம் இந்த சீம்பாலைக் கொடுக்க வேண்டும். இதில் கொழுப்புச்சத்தும், சர்க்கரைச்சத்தும் சற்றுக் குறைவாக இருக்கும். அடுத்த 2-3 நாட்களில் கொஞ்சம் கொஞ்சமாகப் பாலின் மஞ்சள் நிறம் குறைந்து பாலும் சற்று நீர்த்துப்போனது போல் தோன்றும். இதில் புரதச்சத்தும், சர்க்கரைச்சத்தும் அதிகமாகவும் கொழுப்புச் சத்து குறைந்தும் காணப்படும். பத்து நாட்களுக்குப் பிறகு சுரக்கும் பால் திக்காகவும், கொழுப்பு மற்றும் சர்க்கரைச் சத்து அதிகமாகவும், புரதச்சத்து கம்மியாகவும் இருக்கும். இதில் குழந்தைக்குத் தேவையான அனைத்து சத்துக்களும் சரியான விகிதத்தில் இருப்பதால் தொடர்ந்து ஆறு மாதத்திற்குத் தாய்ப்பால் மட்டுமே கொடுத்தால் போதும். வேறு எதுவும் தேவையில்லை. குழந்தை ஆரோக்கியமாக வளர்ந்து விடும்.

தாய்ப்பாலின் பலன்கள்

1. தேவையான போதெல்லாம் உடனடியாக கொடுக்கலாம். பசும்பால், பால் பவுடர் போன்று தயாரிக்கும் கால தாமதம் எல்லாம் இல்லை. எப்போதும் குழந்தைக்குத் தேவையான சரியான சூட்டில் ரெடி.

குழந்தை வளர்ப்பும் நலனும்

2. அதிகமாகப் பால் குடித்து விடுவதால் குழந்தை குண்டாகி விடுமோ என்ற பயம் இல்லை. மாறாக பவுடர் பால் கொடுக்கும்போது குழந்தையின் எடை ஏறுவதற்கு வாய்ப்புகள் அதிகம்.

3. கிருமித்தொற்றுக்கு அறவே வாய்ப்பில்லை. மாறாக வியாதிக் கிருமிகளை எதிர்க்கும் சக்திகள் ஏராளம்.

4. கால்சியம் மற்றும் பாஸ்பரஸ் சத்து சரியான விகிதத்தில் இருப்பதால் எலும்பு வளர்ச்சிக்கு நல்லது. ரிக்கெட்ஸ், டெட்டனி போன்ற வியாதிகள் வராது.

5. குழந்தைக்குத் தேவையான வைட்டமின்கள் எல்லாம் தாய்ப்பாலிலேயே இருப்பதால் வைட்டமின் சொட்டு மருந்துகள் முதல் 5 மாதங்களுக்குத் தேவையில்லை.

6. எளிதில் ஜீரணிக்கப்பட்டு சத்துக்கள் விரைவில் இரத்தத்தில் கலந்து விடுகின்றன.

7. தாய்ப்பால் குடிக்கும் குழந்தைகளுக்கு நுரையீரல், குடல் சம்பந்தப்பட்ட ஒவ்வாமை வியாதிகள் வருவதில்லை.

8. தாய்ப்பாலில் உப்புச் சத்து சீரான அளவில் இருப்பதால் சிறுநீரகப் பாதிப்பு வருவதில்லை.

9. தாய்ப்பால் குடிக்கும் குழந்தையின் குடல் பகுதியில் வியாதியை உண்டு பண்ணும் ஈக்கோலை என்னும் கிருமியின் அளவு மிகக் குறைந்தும், உடலுக்கு நன்மை பயக்கும் லாக்டோபே சில்லஸ் என்னும் கிருமியின் அளவு அதிகமாகவும் காணப்படுகிறது.

10. தாய்ப்பால் குடிக்கும் குழந்தையின் மூளை வளர்ச்சியும், புத்திசாலித்தனமும் அதிகமாக இருப்பதாக ஆராய்ச்சிகள் தெரிவிக்கின்றன.

11. தாய்ப்பால் கொடுக்கும் தாய்க்கு மார்பகத்திலோ, கருப்பை யிலோ புற்றுநோய் வருவதற்கான வாய்ப்பு மிகக் குறைவு.

12. தாய்ப்பால் கொடுத்து வரும் தாய்க்கு, பிரசவத்திற்குப் பிறகு கருப்பை சுருங்கி பழைய நிலைக்கு விரைவில் வந்து விடுகிறது.

13. மிகமிக ஆரோக்கியமான முறையில் பணச் செலவு எதுவும் இல்லாமல் குழந்தை வளர்க்கும் முறை இதுவே .

14. தாய்க்கும் சேய்க்கும் தாய்ப்பால் கொடுக்கும் பலன்கள் ஏராளம்.

4. தாய்ப்பால் ஊட்டும் தாய்மார்களின் பிரச்சினைகள் என்ன?

1. என்னிடம் போதுமான அளவு தாய்ப்பால் இல்லை?

குழந்தை பிறந்த உடனே ஒவ்வொரு தாய்க்கும் தன் குழந்தைக்குத் தேவையான அளவு இயற்கையிலேயே தாய்ப்பால் சுரக்க ஆரம்பித்து விடும். குழந்தை அடிக்கடி தாயின் மார்பில் பால் குடிக்க ஆரம்பித்தா லேயே அடுத்த வேளைக்குப் போதுமான அளவு பால் சுரந்து விடும். குழந்தை அடிக்கடி தாயின் மார்பைச் சப்புவதுதான் தாய்ப்பாலை சுரக்க வைக்கும் தூண்டுகோலே. அப்போதுதான் தாயின் மூளையில் ஆக்சிடோசின் என்ற ஹார்மோன் சுரந்து பால் சுரக்கத் தூண்டி விடும். வீட்டில் உள்ளவர்கள் அனைவரும் தாயின் மேல் காட்டும் அன்பும், பரிவும், கரிசனமும் மிக முக்கியம். மனம் அமைதியாக உள்ள தாய்மார் களுக்குத் தாய்ப்பால் சுரப்பதில் எந்தப் பிரச்சினையும் இருக்காது. தாயும் சத்துள்ள சமச்சீர் உணவையும், நிறைய நீர் ஆகாரங்களையும் உண்ண வேண்டும். தாய் தனக்குப் பிடித்த எல்லா வகையான உணவுகளையும் சாப்பிடலாம். எந்தப் பத்தியமும் தேவையில்லை. தாய்ப்பால் சுரப்பதை அதிகப்படுத்தும் என்ற நோக்கில் கொடுக்கப்படும் மருந்துகளினால் பயன் இருப்பதாகத் தெரியவில்லை. ஒரு சில குழந்தைகள் தாய் எதிர்பார்ப்பது போல் அதிகமாகப் பால் குடிக்கவில்லை என்றாலும், குழந்தையின் எடை மற்றும் வளர்ச்சி விகிதம் நார்மலாக இருக்கும் வரையிலும் இது பற்றிய கவலை வேண்டாம்.

2. என் குழந்தை என்னிடம் பால் குடிக்க மாட்டேன் என்கிறான். ஆனால் பாட்டில் பால் குடிக்கிறது

இதற்கு இரண்டு முக்கிய காரணங்கள். 1. குழந்தை தாய்ப்பால் குடிக்கும்போது சற்று முயற்சி செய்தால்தான் பால் வரும். குழந்தை தாயின் மார்பில் வாயை வைத்து காற்றுப்புகாத வண்ணம் கவ்வ வேண்டும். அடுத்து வாயில் வெற்றிடம் வரும்படி செய்ய வேண்டும். அப்போதுதான் மார்புக்காம்பிலிருந்து பால் வாய்க்குள் வரும். இதற்கு குழந்தையின் தாடையில் உள்ள தசைகள் வேலை செய்ய வேண்டும். ஆனால் பாட்டிலில் பால் குடிப்பதற்கு இந்த முயற்சிகள் எதுவுமே தேவையில்லை. வாயைத் திறந்தால் போதும். 2. அடுத்த காரணம் 'நிப்பிள் குழப்பம்'. குழந்தைக்குத் தாயின் மார்புக்காம்புக்கும், பால் பாட்டிலின் நிப்பிளுக்கும் வித்தியாசம் அறிவதில் உள்ள குழப்பம்.

குழந்தைப் பிறந்ததிலிருந்தே தாய்ப்பால் மட்டுமே கொடுத்துவரும் போது இந்தப் பிரச்சினை வருவதில்லை. தாய்ப்பால் கொடுக்க முடியாத நேரத்தில் பாலாடை உபயோகிக்கலாம்.

3. என்னுடைய மார்பு பால் கட்டிக்கொண்டு வலிக்கிறது.

இது குழந்தை பிறந்தவுடன் நிறைய தாய்மார்களுக்கு வரும் பிரச்சினைதான். தாய்ப்பால் கட்டிக்கொண்டு மார்பு கனத்து வீங்கும் போது மார்புக்காம்பைச் சுற்றியுள்ள ஏரியோலா என்ற பகுதியும் அளவுக்கு அதிகமாக விரிவதால் குழந்தையால் மார்புக்காம்பைப் பற்றிப் பாலை உறிஞ்சிக் குடிக்க முடிவதில்லை. மிதமான சூட்டில் மார்பில் ஒத்தடம் கொடுத்து சிறிதளவு பாலை கைகளால் அழுத்தி எடுத்து விட்டால் வலியும் போய் விடும், குழந்தையும் பால் குடிக்க ஆரம்பித்து விடும்.

4. என்னுடைய மார்பில் வலியுடன் கூடிய சீழ்க்கட்டி உள்ளது.

தாய்ப்பால் கொடுக்கும் தாய் தன் உடலைச் சுத்தமாக வைத்துக் கொள்ளவேண்டும். இல்லையேல் கிருமிகளின் பாதிப்பால் சீழ்க்கட்டி வந்து விடும். இதனால் வலி அதிகமாகி தாய்ப்பால் கொடுப்பதிலும் சிக்கலாகி விடுகிறது. ஆரம்பத்திலேயே மருத்துவரிடம் ஆலோசித்து மருந்துகள் சாப்பிட்டால் அறுவைச் சிகிச்சை இல்லாமலேயே நார்மலாகி விடும். உள்ளே சீழ் இருந்தால் சிறு ரண சிகிச்சை மூலம் எடுத்து விட்டால் சரியாகி விடும். ஒரு மார்பில் சீழ்க்கட்டி இருந்தாலும், இன்னொரு மார்பில் குழந்தைக்குப் பால் கொடுக்கலாம். இதனால் குழந்தைக்கு எந்தப் பாதிப்பும் வராது.

5. என்னுடைய மார்புக்காம்பில் புண் வந்து விட்டது.

இது நிறைய தாய்மார்களுக்கு வரும் பிரச்சினைதான். சில பேருக்கு மார்புக்காம்பு வெடித்துப் போதல், புண் உண்டாதல் என ஏற்படலாம். குழந்தைகள் தாய்ப்பால் கொடுக்கும்போதே தூங்கி விடும். அப்போது தாய் வேகமாகத் தன் மார்புக்காம்பை குழந்தையின் வாயிலிருந்து இழுக்கக் கூடாது. மாறாக குழந்தையின் கீழ்த்தாடையை தாய் மெல்ல அழுத்தினால் வாய் திறந்து கொள்ளும். எளிதாக மார்புக்காம்பை வெளியில் எடுத்து விடலாம். மேலும் அடிக்கடி தாய் தன் மார்பைச் சோப்புப் போட்டுக் கழுவுவதாலும் காம்பில் புண் வர வாய்ப்பாகி விடுகிறது. ஒரு நாளைக்கு ஒருமுறை மென்மையான சோப்பை உபயோகித்துக் கழுவினாலே போதும். சரியான முறையில் தாய்ப்பால் கொடுக்கக் கற்றுக் கொண்டால் இந்தப் பிரச்சினை வராது. நிப்பிள் மட்டும் குழந்தையின் வாய்க்குள் இல்லாமல் சுற்றியுள்ள ஏரியோலாவும்

இருக்க வேண்டும். ஞாபகமிருக்கட்டும். இது BREAST FEEDING AND NOT NIPPLE FEEDING. ஒரு சிலர் மார்புக்காம்பின் மேல் தாய்ப்பாலையே தடவுவார்கள்.

6. என்னுடைய மார்புக்காம்பு உள் அழுந்தியுள்ளது. பால்கொடுக்க முடிவதில்லை.

தாய் கர்ப்பம் தரித்த உடனே மருத்துவரிடம் முதல் முறையாக செல்லும்போதே, தனக்கு இம்மாதிரி இருப்பதை மருத்துவரிடம் கூறினால் சரி செய்வதற்கான பயிற்சியைச் சொல்லிக் கொடுப்பார். பயிற்சி மிக எளிது. உள் அழுந்தியுள்ள காம்பை விரல்களால் மெல்ல இழுத்து விட வேண்டும். இம்மாதிரி மீண்டும், மீண்டும் செய்யும்போது நாளடைவில் மார்புக் காம்பு வெளியில் வந்து விடும். பெரும்பாலான தாய்மார்கள் கர்ப்ப காலத்தில் இதைச் செய்யத் தவறுவதால் குழந்தை பிறந்த உடன் குழந்தைக்குத் தாய்ப்பால் கொடுக்க இயலாமல் சிரமப் படுகிறார்கள்.

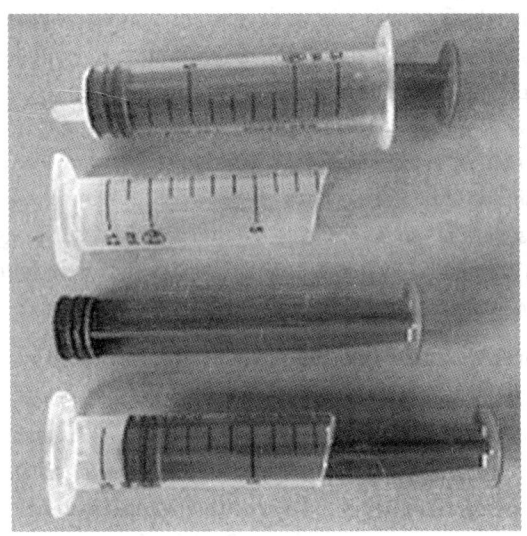

குழந்தை பிறந்தவுடன் முதல் முதலாகத் தாய்ப்பால் கொடுக்க ஆரம்பிக்கும்போது இந்தப் பிரச்சினையை எதிர்நோக்கும் தாய்மார்கள் கீழே கூறியுள்ள முறையைப் பின்பற்றலாம். 10 மிலி. அளவு உள்ள ஒரு முறை உபயோகப்படுத்தும் பிளாஸ்டிக் சிரிஞ்சை வாங்கிக் கொள்ளுங்கள். படத்தில் காட்டியவாறு சிரிஞ்சில் ஊசி பொருத்தும் முனையை வெட்டி எடுத்து விட வேண்டும். பின்னர் பிஸ்டனை வெட்டியமுனை வழியே உள்ளே செலுத்த வேண்டும். தற்போது சிரிஞ்சின் அடிப்பகுதியை படத்தில் காட்டியவாறு மார்புக் காம்பு

உள்ள பகுதியின் மேல் வைத்து அழுத்திப்பிடித்துக் கொள்ள வேண்டும். பிறகு பிஸ்டனை மெல்ல இழுக்கும்போது உள் அழுந்தி இருக்கும் மார்புக் காம்பு வெளியில் வந்து சிரிஞ்சுக்குள் நீண்டு விடும். சற்று நேரம் அப்படியே விட்டுவிட்டு பிறகு எடுத்து விட வேண்டும். இம்மாதிரி ஒவ்வொரு முறை பால் கொடுப்பதற்கு முன் செய்ய வேண்டும். ஒரு சில நாட்களிலேயே நல்ல முன்னேற்றம் தெரியும்.

7. நான் சில மருந்துகள் சாப்பிட்டு வருகிறேன். தாய்ப்பால் கொடுக்கலாமா?

தாய் உட்கொள்ளும் எல்லா மருந்துகளும் மிகக் குறைவான அளவில் தாய்ப்பால் வழியாகக் குழந்தைக்கு சென்றுவிடும். மருந்தின் தன்மையைப் பொறுத்து இது குழந்தைக்கு விளைவுகளை உண்டு பண்ணலாம். எனவே தாய் என்ன மருந்து சாப்பிடுகிறார் என்பதை மருத்துவரிடம் தெரிவித்து அதனால் ஏதேனும் குழந்தைக்குப் பக்க விளைவுகள் உண்டா என்பதைத் தெளிவுபடுத்திக் கொள்ள வேண்டும். புற்றுநோய்க்கான மருந்துகள், இரத்தம் உறைவதைத் தடுக்கும் மருந்துகள், ஆண்ட்டி தைராய்டு மருந்துகள், ஸ்டீராய்டு மருந்துகள் என சாப்பிடும் தாய்மார்கள் தாய்ப்பால் கொடுக்கக் கூடாது.

8. என் குழந்தைக்கு உடல் நிலை சரியில்லை. பால் கொடுக்கலாமா?

குழந்தைக்கு வரும் சாதாரண நோய்களான ஜலதோஷம், சளி, இருமல், வயிற்றுப்போக்கு போன்ற எதுவானாலும் தாய்ப்பால் கொடுப்பதை நிறுத்தக் கூடாது. அதேபோல குழந்தை சீரியசாக மூச்சுத் திணறல் அல்லது நினைவில்லாமல் இருக்கும்போது தாய்ப்பால் கொடுக்க முயற்சி செய்யக் கூடாது. ஆபத்தில் முடியலாம்.

9. என் குழந்தைக்கு மஞ்சள் காமாலை.

குழந்தை பிறந்ததும் மூன்றாம் நாள் ஒரு சில குழந்தைகளுக்கு லேசாக மஞ்சள் காமாலை தென்படும். முகம் கழுத்துப் பகுதியில் உள்ள தோல் சற்று மஞ்சள் நிறத்துடன் தெரியும். இது மார்பு, வயிற்றுப் பகுதிக்கு 6-ம் நாள் பரவி மேலும் அதிகமானால் பாதங்கள் கூட மஞ்சளாகத் தெரியும் 10-12-ம் நாட்களுக்குள் மறைந்து விடும். இதை 'பிசியலாஜிகல்ஜான்டிஸ்' என்பார்கள். குழந்தையின் கல்லீரல் முதிர்ச்சியடைய சற்றுத் தாமதமாவதால் இந்த வகை மஞ்சள் காமாலை வருகிறது. இதற்குத் தாய்ப்பாலை நிறுத்தக் கூடாது. இன்னொரு வகை மஞ்சள் காமாலை தாய்க்கும் குழந்தைக்கும் இரத்த வகை மாறி யிருப்பதால் வருவது. குழந்தை பிறந்த முதல் நாளே மஞ்சள் காமாலை தெரிந்து விடும். குழந்தை மருத்துவரின் ஆலோசனையும் மருத்துவமும் அவசியம் தேவை. அலட்சியம் கூடாது.

10. எனக்கு மஞ்சள் காமாலை

கர்ப்ப காலத்தில் தாய்க்கு ஹெப்படைடிஸ் பி (HEPATITIS B) வகை மஞ்சள் காமாலை இருந்தால், குழந்தை பிறந்து 3 நாட்களுக்குள் குழந்தைக்கு ஹெப்படைடிஸ் பி சீரம் என்ற மருந்தையும், அதற்கான தடுப்பு ஊசியும் போட்டு விட வேண்டும். தாய்ப்பால் தொடர்ந்து கொடுக்கலாம். தடுப்பு ஊசி முழுத் தவணைகளையும் போட வேண்டும்.

11. நான் வேலைக்குப் போக வேண்டும்.

பேறுகால விடுமுறையாக அரசாங்கம் 6 மாதங்கள் ஒவ்வொரு தாய்க்கும் கொடுக்கிறது. அது முடிந்த பிறகும் அவருக்கு உரிய மற்ற விடுமுறைகளையும் எடுத்துக் கொள்ளலாம். எனவே முதல் 6 மாதம் தாய்ப்பால் மட்டுமே கொடுக்க வேண்டும் என்பதற்குத் தடையேதும் இல்லை. அதற்குப் பிறகும் வேலைக்குப் போவதற்கு முன் தாய்ப்பால் கொடுத்து விட்டுப் போகலாம். மீண்டும் வேலை முடிந்து வந்த பிறகு தாய்ப்பால் கொடுக்கலாம். வேலைக்குப் போவதற்கு முன் தாய்ப்பாலைக் கறந்து ஒரு பாத்திரத்தில் சேமித்து வைத்துக் கொண்டால் பிறகு கொடுக்கலாம். அறை உஷ்ணத்திலேயே கூட கெட்டுப் போகாமல் 4 மணி நேரம் இருக்கும். குளிர்சாதனப்பெட்டி இருந்தால் அதனுள்ளும் நீண்ட நேரம் வைத்திருந்து பிறகு கொடுக்கலாம். இடைப்பட்ட நேரத்தில் வீட்டில் இருப்பவர்கள் இணை உணவுகளாக அரிசிக் கஞ்சி, கூழ், தயிர், மசித்த வாழைப்பழம் முதலியன கொடுக்கலாம்.

12. எனக்கு குறைமாதக் குழந்தை பிறந்துள்ளது.

குறை மாதக்குழந்தையாக இருந்தாலும் தாய்ப்பால் தான் சிறந்தது. குறைமாதக் குழந்தைக்கு ஏற்றவாறு தாய்ப்பாலில் வளர்ச்சிக்கு வேண்டிய புரதச்சத்து முதலியன சற்று அதிகம் இருப்பதால் தாய்ப்பால் தான் கொடுக்க வேண்டும். 1500 கிராமுக்கு மேல் எடை இருந்தால் தாய்ப்பாலைக் கறந்து பாலாடை அல்லது வாய் அகன்ற சிறிய கப் மூலம் கொடுக்கலாம். குழந்தையின் தலை சற்று தூக்கலாக இருக்கும்படி குழந்தையைப் பிடித்துக்கொண்டு கொஞ்சம் கொஞ்சமாக பாலைப் புகட்டலாம். ஒவ்வொரு முறையும் பால் விழுங்குவதற்கு கால அவகாசம் கொடுத்து, பால் புறை ஏறாமல் நிதானமாகக் கொடுக்க வேண்டும். ஒரு சில நாட்களில் குழந்தை தானாகவே தாயிடம் பால் குடிக்க ஆரம்பித்து விடும். 1500 கிராமுக்குக் கீழாக இருந்தால் மருத்துவ மேற்பார்வையில் பச்சிளங் குழந்தை பராமரிப்பில் இருக்க வேண்டும். தானாகப் பால் குடிக்கும் நிலை வரும் வரையிலும், மிகக் கவனமாகப் பராமரிக்க வேண்டும்.

13. எனக்கு இரட்டைக் குழந்தைகள்.

இரட்டைக் குழந்தைகளைப் பெற்ற தாய் பால் கொடுக்கும் பொசிஷனை சற்று மாற்றிக்கொள்ள வேண்டும். தாய் உட்கார்ந்த நிலையில் இரு குழந்தைகளையும் தன் இரு பக்கமும் போட்டுக் கொள்ள வேண்டும். ஒவ்வொரு குழந்தையின் கால்களும் பின்னால் இருக்கும் படியும், முன்னால் இருக்கும் தலையை அந்தப்பக்கத்து கையால் தாங்கலாகப் பிடித்துக் கொண்டு பால் கொடுக்கலாம். இரண்டு குழந்தைக்கும் தலைக்கு சப்போர்ட்டாக ஒரு தலையணையை வைத்துக் கொள்ளலாம். முதல் தடவை வலது பக்கம் பால் குடித்த குழந்தையை அடுத்த முறை இடது பக்கம் மாற்றிப் பால் கொடுக்க வேண்டும். ஒரு சில தாய்மார்களுக்கு இது சிரமமாக இருக்கும். அவர்கள் ஒவ்வொரு குழந்தையையும் தனித்தனியாகத் தூக்கிப் பால் கொடுக்கலாம். எல்லா இரட்டைக் குழந்தைகளும் குறைமாதமாக இருப்பதால் தாய் அடிக்கடி பால் கொடுத்துக் கொண்டே இருந்தால் நாளடைவில் இருவருக்கும் சேர்த்து தாய்க்கு அதிகமான அளவு பால் சுரக்க ஆரம்பித்து விடும்.

14. என் குழந்தைக்கு உதடு, வாய் அன்னம் பிளவு பட்டுள்ளது.

மிக அரிதாக சில குழந்தைகளுக்கு பிறவியிலேயே மேல் உதடு மட்டுமோ அல்லது அதனோடு வாய் அன்னமும் சேர்ந்தோ பிளவு பட்டிருக்கும். இம்மாதிரி குழந்தைகளுக்குப் பால் கொடுக்கும்போது மிகுந்த கவனத்துடன் இருக்க வேண்டும். தாயின் மார்புக்காம்பை பற்றி உறிஞ்சி குடிக்க இயலாததால் பால் கொடுக்கும்போது தாய் குழந்தையை நன்றாக அணைத்துப் பிடிக்க வேண்டும். இல்லையெனில் தாயின் மார்புக் காம்பு வாயை விட்டு நழுவி விடும். பால் புரை ஏறும் அபாயம் அதிகம். அன்னப் பிளவு இருக்கும் குழந்தைகளுக்கு முக அறுவைச் சிகிச்சை நிபுணரைப் பார்த்து, நிரந்தரமான அறுவைச் சிகிச்சை செய்யும் வரையிலும் வாய்க்குள் பொருத்தும் பிளேட்டைப் பொருத்திக் கொண்டு பால் கொடுக்கலாம். மேலும் மருத்துவரின் ஆலோசனப்படி உடனடியாக அறுவைச் சிகிச்சை செய்து கொள்ள வேண்டும்.

15. ஒவ்வொரு முறையும் எவ்வளவு நேரம் பால் கொடுக்கவேண்டும்?

குழந்தைக்குத் தாய்ப்பால் கொடுக்கும் நேர அளவை விட எவ்வளவு பால் குடிக்கிறது என்பதுதான் முக்கியம். சில குழந்தைகள் 10 நிமிடங்களுக்குள் ஒரு பக்க மார்பில் முழுதும் குடித்து விடும். பல குழந்தைகள் அதிக நேரம் எடுத்துக் கொள்ளும். அதிகபட்சமாக 30 நிமிடங்கள் வரை எடுத்துக் கொள்ளும். முதலில் சுரக்கும் தாய்ப்பால் சற்று நீர்த்தும், புரதச்சத்து அதிகமாகவும் இருக்கும்.

பின்னால் சுரக்கும் பால் கெட்டியாகவும் கொழுப்புச்சத்து அதிகமாகவும் இருக்கும். எனவே பொறுமையாக 20-30 நிமிடங்கள் கொடுக்கும்போது கொழுப்புச் சத்து சென்றடைவதால் குழந்தையின் வளர்ச்சி நன்றாக இருக்கும்.

16. எவ்வளவு காலம் தாய்ப்பால் கொடுக்கலாம்?

தாயால் எவ்வளவு காலம் கொடுக்க முடியுமோ அவ்வளவு காலம் கொடுக்கலாம். நிறைய தாய்மார்கள் குழந்தை பிறந்ததிலிருந்து 18 மாதங்கள் வரையிலும், சிலர் 2 வயது வரையிலும் கூட கொடுக்கிறார்கள். ஆனால் எல்லாத் தாய்மார்களும் கட்டாயம் முதல் 6 மாதங்களுக்கு கொடுக்க வேண்டும். அதற்கு மேலும் கொடுக்கும் போது தாய்க்கும் சேய்க்கும் நன்மைகள்தான் அதிகமே தவிர பாதிப்புகள் எதுவும் இல்லை. 6 மாதத்திற்கும் மேலும் தாய்ப்பால் கொடுக்கும்போது கட்டாயம் இணை உணவுகள் கொடுக்க வேண்டும். குழந்தைக்கு இணை உணவுகள் இல்லாமல் தாய்ப்பால் மட்டும் தொடரக் கூடாது.

17. என் குழந்தைக்குத் தாய்ப்பால் மட்டுமே கொடுக்கிறேன். ஆனால் அடிக்கடி மலம் கழிக்கிறாள்.

குழந்தை பிறந்த முதல் 2 நாட்களுக்கு மலம் கருப்பு கலரில் பிசுபிசுப்பாக இருக்கும். பிறகு அது கரும்பச்சையாக, அப்புறம் பச்சையாக, கடைசியாக மஞ்சள் கலரில் வரும். இந்த நிற மாற்றங்கள் முடிந்து நார்மலான மஞ்சள் கலர் வர 10 நாட்கள் ஆகி விடும். சில குழந்தைகள் முதல் 1-2 மாதங்களுக்கு அடிக்கடி மலம் கழிக்கும். தாய்ப்பால் குடித்துக் கொண்டிருக்கும் போதோ அல்லது குடித்த உடனேயோ மலம் கழித்து விடும். ஒரு நாளைக்கு 20-25 முறைகூட கொஞ்சம் கொஞ்சமாக மலம் போகும் குழந்தைகளும் உண்டு. இம்மாதிரி மலம் நீர்ப்பகுதி அதிகமாகவும் மலம் திரிதிரியாக தயிர் போன்றும் தென்படும். குழந்தை ஆரோக்கியமாகவும், உடம்பில் நீர்ச்சத்து வற்றாமலும் வரவர எடை அதிகரித்துக் கொண்டும் இருக்கும் போது இதைப்பற்றிய கவலை வேண்டாம். இதற்கு மருத்துவமும் தேவையில்லை. தாய்ப்பால் மட்டுமே கொடுக்கும்போது ஒரு நாளைக்கு எத்தனை முறை வேண்டுமானாலும் மலம் போகலாம். அல்லது போகாமலும் இருக்கலாம். எல்லாமே இயல்புதான். பயப்படத் தேவையில்லை.

குழந்தை வளர்ப்பும் நலனும் 27

18. **என் குழந்தை அடிக்கடி பால் வாந்தி எடுக்கிறான்.**

இது பிறந்து 5-6 மாதங்களுக்கு இருக்கும். குழந்தை பால் குடிக்கும்போது கொஞ்சமாக காற்றும் வயிற்றுக்குள் போய் விடுகிறது. இதனால் வயிறு வீக்கம், வாந்தி, வயிற்று வலி என ஏற்படுகிறது. இதற்குப் பால் கொடுத்தவுடன் குழந்தையை இடது தோளில் போட்டு ஒரு அரை மணி நேரத்திற்கு பிடித்துக்கொள்ள வேண்டும். லேசாக முதுகில் தட்டிக்கொடுக்கலாம். ஒரு முறை ஏப்பம் வந்த பிறகு, குழந்தையை ஒருக்களித்துப் படுக்க வைக்கலாம். இதை BURPING- என்பார்கள். தாய் உட்கார்ந்து கொண்டு குழந்தையைத் தன் தொடையின் மேல் கவிழ்த்துப் படுக்க வைத்துக் கொண்டும், (தலை மேலாகவும் கால் கீழாகவும்) முதுகைத் தட்டிக் கொடுக்கலாம். வாந்தி எடுக்கும் பால் வெள்ளை நிறமாக, தயிர் போன்று இருக்கும். இதனால் எந்தப் பயமும் தேவையில்லை. ஆனால் தொடர்ந்து மஞ்சளாகவோ அல்லது பச்சையாகவோ இருக்கும்போது உடனடியாக மருத்துவ ஆலோசனை தேவை.

19. **எனக்கு எச்ஐவி பாசிடிவ்வாக உள்ளது.**

தாய்ப்பால் மூலம் எச்.ஐ.வி வைரஸ் குழந்தைக்குப் பரவுகிறது என்ற உண்மை நிரூபிக்கப்பட்டுள்ளது. அதனால் குழந்தைக்குப் பரவாமல் தடுக்கும் மருந்துகளைக் கொடுக்க வேண்டும். இம்மாதிரி தாய்மார்கள் தாய்ப்பால் கொடுக்காமல் இருப்பதுதான் நல்லது. தாய்ப்பாலின் ஏராளமான நன்மைகளைக் கருதும்போது, மாற்றுத் தாயை அவர்களின் விருப்பத்தின் பேரில் தாய்ப்பால் கொடுக்கச் சொல்லலாம். அல்லது குழந்தைக்குத் தாயே முதல் 4-6 மாதங்கள் பால் கொடுத்து விட்டு உடனே நிறுத்திவிட்டு இணை உணவுகளைக் கொடுத்துக் கொள்ளலாம்.

20. **என் குழந்தைக்கு தாய்ப்பால் போதவில்லை என்பதை எப்படி அறிவது?**

பெரும்பாலான குழந்தைகள் வயிறு நிரம்ப தாய்ப்பால் குடித்தவுடன் தூங்கி விடும். ஒருசில குழந்தைகள் சிறுநீர் கழிக்கும். எடையும் சரியான அளவிலேயே இருக்கும். தேவைக்குக் குறைவாகத் தாய்ப்பால் குடிக்கும் குழந்தை அடிக்கடி சிடுசிடு என்று அழுது கொண்டு இருக்கும். குழந்தையைத் தாய்ப்பால் கொடுத்து ஆறப்படுத்த முடியாது. மலம் சரியாகக் கழிக்காது. மலச்சிக்கல் வந்து விடும். நார்மலாக தாய்ப்பால் குடிக்கும் குழந்தை ஒரு நாளைக்கு 5-6 முறை சிறுநீர் போகும். பால் குறைவாகக் குடிக்கும்போது சிறுநீரின் அளவும் குறைந்து விடும். எடையும் ஏறாது.

21. தாய்ப்பால் போதவில்லை என்றால், மாற்றாக என்ன செய்வது?

தாய்ப்பால் போதவில்லை என்றாலும் தொடர்ந்து கொடுத்துக் கொண்டு இருக்க வேண்டும். பற்றாக்குறைக்கு பசும்பாலோ அல்லது பவுடர் பாலோ மருத்துவரின் ஆலோசனையின் பேரில் உபயோகிக் கலாம். இணை உணவுகளைச் சற்று முன்னமேயே, அதாவது 4-5 மாதத்திலேயே ஆரம்பித்து விட வேண்டும்.

22. என் குழந்தைக்கு ஆட்டுப்பால் கொடுக்கலாமா?

ஆட்டுப்பாலில் குழந்தைக்குத் தேவையான எல்லா சத்துக்களும் இல்லை. முக்கியமாக இரத்தம் உற்பத்தி ஆவதற்குத் தேவையான, ஃபோலிக் ஆசிட், வைட்டமின்பி 12, ஆகிய சத்துக்கள் இல்லாதால் தொடர்ந்து கொடுத்து வந்தால் இரத்தசோகை வந்து விடும். மேலும் பச்சைப்பாலைக் குடிக்கும் பழக்கம் இருந்தால் புருசெல்லோசிஸ் என்ற நோய் வர வாய்ப்பாகி விடும்.

23. நான் மீண்டும் கர்ப்பமாகி விட்டேன். தொடர்ந்து பால் கொடுக்கலாமா?

சாதாரணமாகத் தாய்ப்பால் கொடுக்கும் தாய் எளிதில் கர்ப்பமாவது இல்லை. மீறி கார்ப்பமாகும் போது தாய்ப்பாலை நிறுத்திக் கொள்வது தான் நல்லது. அதற்குள் கையில் இருக்கும் குழந்தையும் 4-5 மாதங்கள் வளர்ந்து இருக்கும். அந்தக் குழந்தைக்கு பசும்பாலையும், இணை உணவுகளையும் கொடுத்து வளர்த்துக் கொள்ளலாம்.

5. தாய்ப்பாலா? பசும்பாலா? டின் பாலா?

குழந்தை பிறந்தவுடன் உறவினர்களுக்கு ஒரு மிகப் பெரிய சந்தேகம் வந்து விடும். குழந்தைக்குத் தாய்ப்பால் கொடுக்கச் சொல்லலாமா? இல்லையெனில் பக்கத்துத் தெருவில் இருக்கும் மிகவும் தெரிந்த பால்காரரிடம் சொல்லி, சுத்தமான பசும்பால் வாங்கிக் கொடுக்கலாமா? அல்லது சற்று செலவானாலும் பரவாயில்லை மாதா மாதம் கடையில் இருந்து பால் பவுடர் டின் வாங்கிக் கொடுத்து விடலாமா? இப்படி ஒவ்வொருவரும் தங்கள் பங்குக்கு இந்தக் கேள்விகளுக்கு பதில் தருவதிலும், மற்றவரை நோக்கி எதிர்க் கேள்வி போடுவதிலும் அவரவர்களுக்குத் தெரிந்த குழந்தை எந்தப் பால் கொடுத்து எப்படியெல்லாம் வளர்ந்தது என்றும் சுவாரசியமாகப் பேசுவார்கள்.

ஆனால் பெரும்பாலான தாய்மார்களுக்கு இவ்விஷயத்தில் கர்ப்பமாக இருக்கும்போதே பல்வேறு வழிகளில் சரியான தகவல்கள் கிடைப்பதால் தாய்ப்பால் கொடுக்க ஆரம்பிப்பதில் எந்தப் பிரச்சினையும் ஏற்படுவதில்லை. ஒரு சில தாய்மார்களுக்கு மருத்துவரோ அல்லது செவிலியரோ தாய்ப்பாலின் நன்மையைப் பற்றி, அதனால் தாய்க்கும் குழந்தைக்கும் கிடைக்கும் அளவில்லாப் பாதுகாப்புப் பற்றி எடுத்துச் சொல்லும்போது தாய்ப்பால் தான் கொடுக்க வேண்டும் என்ற எண்ணம் இயற்கையாகவே வந்து விடுகிறது. மாற்றுக் கருத்துக் கொண்டவர்களின் வார்த்தைகள் இவர்களிடம் எடுபடுவதில்லை. மீதம் உள்ள மிகச் சிலரே தங்கள் குழந்தைக்குப் பசும்பால் கொடுக்கலாமா அல்லது பால்பவுடர் வாங்கி உபயோகிக்கலாமா என்று தடுமாறுகிறார்கள். மருத்துவக் காரணங்களால் குழந்தைக்குத் தாய்ப்பாலூட்ட முடியாத நிலை ஏற்பட்டால் மருத்துவரின் ஆலோசனை அவசியம் தேவை. நீங்களாகவே பசும்பாலோ அல்லது பால் பவுடர் டின்னோ வாங்கிப் போட்டு குழந்தையின் ஆரோக்கியத்தைக் குறைக்க வேண்டாம்.

தாய்ப்பாலுக்கும் பசும்பாலுக்கும் உள்ள ஒற்றுமை வேற்றுமை களைப் பார்ப்பதற்கு முன் நாம் ஒன்றைத் தெரிந்து கொள்ள வேண்டும். பசும்பால் இயற்கையாகவே பசுவின் கன்றுக்குட்டிக்குத்தான் உகந்தது. கன்றுக்குட்டியின் வளர்ச்சிக்குத் தேவையான சத்துக்களும், வியாதிகள் வராமல் தடுக்கும் எதிர்ப்பு சக்திகளும்தான் அதில் இருக்கும். ஒரு சில காரணங்களினால் குழந்தைக்குத் தாய்ப்பால் கொடுக்க முடியாத நிலைமை ஏற்படும்போது மாற்று ஏற்பாடாகப் பசும்பால் கொடுக்கலாம்.

ஆனால் எந்த நிலையிலும் பசும்பாலைத் தாய்ப்பாலுக்கு நிகரானதாகக் கருத முடியாது. குழந்தை பிறந்தவுடன் தாயின் மன, உடல்நிலை காரணமாக மருத்துவரின் ஆலோசனையின் பேரில் கொடுக்கலாம்.

100 மிலி தாய்ப்பாலில் 71 கலோரிகளும் அதே அளவு பசும்பாலில் 69 கலோரிகளும் எரிசக்தி உள்ளது. தாய்ப்பாலில் 3.5 லிருந்து 4 கிராமும், பசும்பாலில் 3.5 லிருந்து 4.2 கிராமும் கொழுப்புச் சத்து உள்ளது. தாய்ப்பாலில் உள்ள கொழுப்புச்சத்தில் உள்ள லினோலயிக் அமிலம் என்ற சத்து குழந்தையின் மூளை, நரம்பு மண்டல வளர்ச்சிக்கு உதவுகிறது. ஆனால் பசும்பாலில் இந்தச் சத்து இல்லை. அதனால் தான் இப்போது வரும் பால் பவுடரில் சோயாவில் இருந்து எடுக்கப் படும் லினோலயிக் அமிலம் உள்ள கொழுப்புச் சத்து சேர்க்கப்படுகிறது. புரதச்சத்தின் அளவும் தன்மையும் கூட இரண்டிலும் வேறுபடுகிறது. தாய்ப்பாலில் 1லிருந்து 1.5 கிராமும் பசும்பாலில் 3.2லிருந்து 4.1 கிராமும் புரதச்சத்து உள்ளது. தாய்ப்பாலில் அதிக அளவு வேபுரோட்டீன் உள்ளதால் மூளை வளர்ச்சிக்கு மிகவும் பயன்படுகிறது. பசும்பாலில் உள்ள சத்துக்கள் ஓரளவுக்கு தாய்ப்பாலோடு ஒத்துப்போவதால் மருத்துவர்கள் பசும்பாலைப் பரிந்துரைக்கிறார்கள்.

பசும்பால் கொடுக்கும் சூழ்நிலை ஏற்படும்போது தண்ணீர் கலக்காமல் அப்படியே காய்ச்சி உபயோகிக்கலாம். ஒரு மாதத்திற்கு உட்பட்ட பச்சிளங் குழந்தையாக இருந்தால் மட்டும் சமபங்கு தண்ணீர் கலக்கலாம். குழந்தை குடித்தது போக மீதி உள்ள பாலை அடுத்த வேளைக்கு எடுத்துவைத்துக் கொடுக்கக் கூடாது.

பவுடர் பால் கொடுக்கும்போது 100மிலி காய்ச்சிய நீருக்கு 3 கரண்டி பவுடர் போட்டுக் கொள்ள வேண்டும். சர்க்கரை போடக் கூடாது. பால் பவுடர் டின்னுக்குள் இருக்கும் கரண்டியை உபயோகிக்கவும். பவுடரை கரண்டியின் தலை தட்டி எடுக்க வேண்டும். பவுடரை வைத்து அழுத்தி எடுக்கக் கூடாது. ஃபீடிங்பாட்டிலைத் தவிர்த்து, பாலாடை அல்லது டம்ளர் ஸ்பூன் மூலம் குழந்தைக்கு ஊட்டலாம். இதனால் ஃபீடிங்க் பாட்டில் மூலம் குழந்தைக்குத் தொற்றும் நோய் களைத் தவிர்க்கலாம். பாலாடை, டம்ளர், ஸ்பூன் முதலியவற்றைச் சுத்தம் செய்வதும் எளிது. நோய்த்தொற்றுக்கான வாய்ப்பும் குறைவு.

என்னதான் பசும்பால் சரி என்று தோன்றினாலும், இதில் உள்ள முக்கியமான இரண்டு குறைகள், 1. தாய்ப்பாலை விடவும் குறைவான இரும்புச் சத்து, அதுவும் முழுமையும் உடலில் கிரகிக்காத தன்மை. தொடர்ந்து கொடுக்கும்போது, குழந்தையைச் சீக்கிரம் இரத்தசோகையில் தள்ளிவிடும். 2. பொதுவாகவே மிருகத்தோட பாலில் உள்ள

புரதச்சத்தை செரிக்கும் தன்மை பிறந்த குழந்தைக்கு இல்லை. 6 மாதங்களுக்குப் பிறகுதான் குழந்தையின் குடலுக்கு அந்தத் திறன் வருகிறது. ஆதலால் பிறந்ததிலிருந்தே பசும்பால் போடும்போது - COW MILK ALLERGY- என்று சொல்லப்படும் ஒவ்வாமை நோய் வர வாய்ப்பாகி விடுகிறது.

அறிவியல் முன்னேற்றம் அசாத்திய வேகத்தில் நடந்து கொண்டிருந்தாலும் தாய்ப்பாலுக்கு நிகரானதொரு செயற்கை குழந்தை உணவை இன்று வரையிலும் உருவாக்க முடியவில்லை. கடைகளில் கிடைக்கும் குழந்தைகளுக்கான பால் பவுடர் எல்லாமும் மிருகத்தின் பாலைப் பவுடராக்கி, தாய்ப்பாலில் இல்லாத சத்துக்களைச் சேர்த்து ஏறக் குறைய தாய்ப்பாலுக்கு நிகராகத் தயாரிக்கப்பட்டது தான். ஆனாலும் அதில் குழந்தைகளுக்கான நோய் எதிர்ப்பு சக்தி எதுவும் இல்லை. அது தாய்ப்பாலில் இருந்துதான் குழந்தைக்குக் கிடைக்க வேண்டும். அதனால்தான் குழந்தை நலனில் அக்கறை உள்ள அனைவரும் தாய்ப்பால் கொடுக்கச் சொல்லி அறிவுறுத்துகின்றனர். குழந்தைக்குத் 'தாய்ப்பால்தான் உணவு. தாய்ப்பால்தான் மருந்து. தாய்ப்பால்தான் டானிக்'. ஆறு மாதம் வரையிலும் அது மட்டும் போதுமே! தாய்ப்பால் கொடுக்க முடியாதபோது உறவினர்களின் கருத்துக்களைக் கேட்பதைவிட உங்கள் மருத்துவரின் கருத்தைக் கேளுங்களேன். அவர் ஒவ்வொரு முறையிலும் உள்ள நன்மை தீமைகளை ஆராய்ந்து உங்கள் குழந்தைக்கு ஏற்றதைப் பரிந்துரைப்பாரே!

(இந்திய மருத்துவக் கழக மாத இதழ் 'இமைகள்'
ஆகஸ்ட் 2003-இல் வெளிவந்தது.)

6. இணை உணவுகள்
(WEANING FOODS)

இணை உணவுகள் என்றால் என்ன?

தாய்ப்பால் மட்டுமே குடித்துக் கொண்டிருக்கும் குழந்தைக்கு ஐந்து மாதங்கள் ஆனவுடன் வாயில் எச்சில் ஒழுக ஆரம்பித்து விடுகிறது. பால் பற்கள் வெளியில் வரும்நேரம் இது. கையில் கிடைத்த பொருட் களையெல்லாம் எடுத்து வாயில் வைத்து கடித்துப் பார்க்கிறது. தாய்ப்பால் தவிர மற்ற திட, திரவ உணவுகளைக் கொடுக்கும் நேரம் வந்து விட்டது என்று அர்த்தம். அவ்வாறு கொடுக்கும் உணவுகள் எல்லாமே இணை உணவுகள் தான். அதே நேரத்தில் குழந்தையின் ஜீரண மண்டலமும் தாய்ப்பால் தவிர மற்ற திட உணவுகளையும் ஜீரணிக்கும் அளவு முதிர்ச்சி அடைந்து விடுகிறது. குழந்தையின் வளர்ச்சி மற்றும் எடை நன்றாக இருக்கும்போது சீக்கிரமாக இணை உணவுகளைக் குழந்தைக்கு அறிமுகப்படுத்தத் தேவையில்லை. 6 மாதம் வரையிலும் தாய்ப்பால் மட்டுமே கொடுத்துவிட்டு பிறகு இனை உணவை ஆரம்பிக்கலாம். குழந்தை தாய்ப்பால் மட்டும் குடிக்கும்போது எதிர்பார்த்த அளவுக்கு எடை மற்றும் வளர்ச்சி இல்லாதபோது இணை உணவுகளை நான்காம் மாதமே கொடுக்க ஆரம்பித்து விடலாம்.

இணை உணவுகளின் அவசியம் என்ன?

குழந்தை முதல் ஆறு மாதங்கள் வளர்வதற்கு தாய்ப்பாலில் உள்ள சத்துக்கள் மட்டுமே போதுமானதாக இருக்கிறது. அதற்குப் பிறகு குழந்தையின் வளர்ச்சிக்கு அதிகப்படியான கலோரிகள், புரதம், வைட்டமின்கள், மினரல்கள், தேவைப்படுவதால், தாய்ப்பாலால் இதை ஈடு செய்ய முடிவதில்லை. எனவே இணை உணவு முக்கியமானதாக ஆகிவிடுகிறது. சரியான காலத்தில் இந்த இணை உணவை அறிமுகப் படுத்தாமல் காலம் கடந்து அறிமுகப்படுத்தினால், குழந்தைக்கு சத்துக்குறைவு ஏற்பட்டு இரத்தச் சோகை, வளர்ச்சிக் குறைவு முதலியன வந்து விடும். முன்னதாகவே அறிமுகப்படுத்தினால் குழந்தைக்குத் தாய்ப்பாலின் முழுப்பலனும் சென்றடையாது. மேலும் குழந்தைக்கும் தாய்க்கும் தாய்ப்பாலின் மீது உள்ள நாட்டமும் குறைந்து விடும். இணை உணவுகள் குழந்தைக்கு உணவை மென்று விழுங்கும் திறமை யைக் கற்றுக் கொடுக்கிறது.

இணை உணவு எப்படி இருக்க வேண்டும்?

திரவ உணவு மட்டுமே குடித்துக்கொண்டிருந்த குழந்தைக்கு கொஞ்சம் கொஞ்சமாக திட உணவைச் சாப்பிடப் பழக்கப்படுத்த வேண்டும். குழந்தையின் நாக்கு பால் குடிக்கும்போது ஒரு விதமாகவும், திட உணவு சாப்பிடும் போது வேறு விதமாகவும் அசைய வேண்டி இருக்கிறது. இந்த திறனைக் கற்றுக் கொள்ள சற்று காலமாகிறது. அது வரையிலும் குழந்தை ஊட்டும் உணவைத் துப்பவும் வாந்தி எடுக்கவும் செய்கிறது. இணை உணவை பாலில் கலந்து கொடுக்கும் போது குழந்தை எளிதில் துப்பாமல் சாப்பிட்டு விடுகிறது, காரணம் பாலை முன்னமேயே சுவைத்திருக்கிறது. எடுத்த உடனேயே திட உணவைச் சாப்பிட வைக்க முடியாது. அதனால் முதலில் திரவமாகவும் திடமாகவும் இல்லாமல் கூழ் போன்ற பதத்தில் இணை உணவைத் தயாரித்துக் கொடுக்க வேண்டும்.

இணை உணவை எப்படித் தயாரிப்பது?

உள்ளூரில் கிடைக்கும் பொருட்களை வைத்துக்கொண்டு மிக எளிதாக செலவில்லாமல் இணை உணவு வகைகளைத் தயாரித்துக் கொள்ளலாம். 5-6 மாதத்தில் இணை உணவை அறிமுகப்படுத்தும் போது முதலில் நம்முடைய ஆதார உணவான அரிசியில் இருந்து தயாரிக்கப்படும் கஞ்சி, கூழ் முதலியன கொடுக்கலாம். பிறகு கேழ்வரகுக் கஞ்சி, கிச்சடி, ஆவியில் வேக வைத்த உணவுகள், வேக வைத்த காய்கறிகள், பழங்கள் என ஒவ்வொரு வகையாக குழந்தைக்கு அறிமுகப்படுத்தலாம். எக்காரணம் கொண்டும் இவைகளை திரவமாக்கி ஃபீடிங் பாட்டிலில் போட்டு கொடுக்கக் கூடாது. எப்போதும் ஒரு நேரத்தில் ஒரு உணவை மட்டும் கொடுக்கவும். ஆரம்பத்தில் ஒரு தானியத்தை மட்டும் உபயோகிக்கவும். பிறகு பலவகை தானியக் கலவைகளை உபயோகப்படுத்தலாம். ஒரு புது உணவைக் குழந்தை ஏற்றுக்கொண்டு ருசித்து சாப்பிட கால அவகாசம் குறைந்தது ஒரு வாரம் கொடுக்க வேண்டும். ஆரம்பத்தில் ஒரு சில குழந்தைகள் உணவைத் துப்பும், வாந்தி எடுக்கும், விரும்பி ஏற்றுக்கொண்டு சாப்பிட 8லிருந்து 10 முறை தாய் முயற்சி செய்ய வேண்டும். சில தாய்மார்கள் ஒன்று அல்லது இரண்டு முறை முயற்சித்து விட்டு, குழந்தை சாப்பிடவில்லை என்பார்கள். தாய் பொறுமையாக முயற்சி செய்தால் சில நாட்களில் சாப்பிடக் கற்றுக் கொண்டு விடும். வாரம் ஒரு புது உணவை அறிமுகப்படுத்தலாம். ஆரம்பத்தில் ஒரு நாளைக்கு ஒருவேளை அல்லது இரண்டுவேளை கொடுத்தால் போதும். கொஞ்சம் கொஞ்சமாக அதிகப்படுத்திக் கொள்ளலாம்.

எட்டு மாதங்களில் வீட்டில் தயாரிக்கும் உணவையே சற்று மாற்றி, உதாரணமாக பருப்பு சாதம், தயிர் சாதம் போன்றவற்றை கையால் பிசைந்துக் கொடுக்கலாம். இல்லாவிட்டால் சாதம், பருப்பு, காய்கறிக் கலவை எனத் தயாரித்துக் கொடுக்கலாம். சாதத்தைக் கையால் மசித்துக் கொடுக்கலாம். ஆனால் மிக்சியில் போட்டு கூழ் ஆக்கிக் கொடுக்கக் கூடாது. இட்லி,தோசை, பாயாசம், கிச்சடி முதலியனவும் கொடுக்கலாம். அதிக காரம், அதிக உப்பு, அதிக இனிப்பு இருக்கக் கூடாது. உணவில் உள்ள சத்துக்கள் அதிகமாக வேண்டுமென்றால் கீரை வகைகள், எண்ணெய் அல்லது நெய் சேர்த்துக் கொள்ளலாம்.

ஒரு வயதுக்குப் பிறகு என்ன உணவு?

ஒரு வயது ஆனவுடன் வீட்டில் பெரியவர்கள் சாப்பிடும் எல்லா உணவுகளையும் கொடுக்க வேண்டும். காபி, டீ போன்ற பானங்களை மட்டும் தவிர்த்து விடுங்கள். இவை பசியைக் குறைத்து விடும். ஒரு வயதுக்குப் பிறகு பால் அதிகம் தேவையில்லை. தண்ணீர் கலக்காத பால் தினம் 400 மி.லி மட்டுமே போதுமானது. ஹெல்த் டிரிங்க்ஸ் எதுவும் தேவையில்லை. குழந்தைக்குத் தேவை அனைத்து சத்துக்களும் அடங்கிய ஒரு சரிவிகித உணவுதான். அதில் தானியம், பருப்பு, எண்ணெய், பால், முட்டை, இறைச்சி, காய்கறி, கீரை என எல்லாமும் இருக்க வேண்டும். அதில் மாவுச்சத்து, கொழுப்புச் சத்து, புரதம், வைட்டமின்கள், மினரல்கள், நார்ச்சத்து என எல்லாமும் இருக்கும்.

தாயின் கற்பனை சக்தி, விதம்விதமாக குழந்தை உணவைத் தயாரிக்கும் திறமை, குழந்தையின் மனநிலையோடு இணைந்து அதைக் குழந்தைக்கு ஊட்டும் பொறுமை இவை எல்லாமும் சேர்ந்தால்தான் குழந்தை எளிதில் திட உணவைச் சாப்பிடக் கற்றுக் கொள்ளும். தயாரிக்கும் உணவு நல்ல மணத்துடன், விதம்விதமான நிறத்துடன் குழந்தையைக் கவரும்படியும் இருந்தால் சாப்பாட்டு நேரம் எல்லாம் சந்தோஷமான நேரம்தான் தாய்க்கும் சேய்க்கும்!

7. சிறார்களுக்கான உணவுகள்

துறுதுறுவென்று இருக்கும் குழந்தையுடன் பெற்றோர்கள் குழந்தை மருத்துவரிடம் ஆலோசனைக்கு வரும்போது அவர்களின் முதல் பேச்சே 'குழந்தை படு சுட்டி சார். டயர்டே ஆகிறதில்லை. ஒரு நாள் பூராவும் விட்டாலும் பசிக்குதுன்னு சொல்ல மாட்டான்' என்பார்கள். ஆனால் குழந்தையைப் பார்த்தோமானால் வயதுக்கேற்ற வளர்ச்சியோடு ஆரோக்கியமாகவே இருப்பார்கள். சாப்பாட்டு விஷயத்தில் குழந்தை களிடமிருந்து இம்மாதிரி பெற்றோர்களின் எதிர்பார்ப்பு நிறைய இருக்கும்.

இங்கு நாம் இரண்டு வயதிலிருந்து ஐந்து வயது வரையிலான குழந்தைகளுக்கான உணவுகளைப் பற்றிப் பார்ப்போம். பிறக்கும் போது மூன்று கிலோ எடை இருக்கும் குழந்தை, ஒரு வயது முடியும் போது மூன்று மடங்கு அதிகமாகி 9 கிலோவாகவும் 2 வயது முடியும் போது நான்கு மடங்கு அதிகமாகி 12 கிலோவாகவும் ஆகி விடுகிறது. குழந்தைக்கு முதல் வருடம் பிறக்கும்போது இருக்கும் எடையுடன் 7 கிலோ அதிகமாகி ஒரு வயதில் 9 -10 கிலோவுக்கு வந்து விடுகிறது. ஆனால் இரண்டாம் வருடத்தில் இருந்து அம்மாதிரி எடை அதிகரிப்ப தில்லை, வருடம் முழுவதும் 1.5 கிலோவில் இருந்து 2 கிலோ எடைதான் அதிகமாகிறது. காரணம் எடை ஏறும் விகிதம் குறைந்து விடுகிறது. அதற்கு ஏற்ப குழந்தைக்கு அதிக உணவும் தேவைப்படுவதில்லை. குழந்தையும் நடக்க ஆரம்பித்து விடுவதால் சுற்றுப்புறத்தை ஆராய்வதில் உள்ள ஆர்வம் சாப்பாட்டில் இருப்பதில்லை. பசியும் குறைந்து விடுகிறது. இந்த நிலை 5 வயது வரையிலும் தொடரும். இந்தக் கால கட்டத்தில் குழந்தையின் உயரம் அதிகமாகும்: துறுதுறுவென்று இருப்பார்கள். பெற்றோரின் பேச்சுக்கு இல்லை என்று சொல்வதில் சந்தோஷப்படுவார்கள்.

இரண்டாவது வயதில் இருந்து குழந்தைக்கு ஆரோக்கியமான உணவுப் பழக்கங்களைக் கற்றுக் கொடுக்க வேண்டும். பெற்றோர்கள் தங்களுக்கு உணவுப்பொருள்களின் மீது உள்ள விருப்பு, வெறுப்புகளை குழந்தைகளின் மீது திணிக்க முயற்சிக்கக் கூடாது. குழந்தை எல்லா வகையான உணவுகளையும் சுவைக்க அனுமதிக்க வேண்டும்.

ஒரு வயதுக்கு அப்புறம் வீட்டில் பெரியவர்கள் சாப்பிடும் எல்லா உணவுகளையும் குழந்தைக்குக் கொடுக்கலாம். முதலில் கொடுக்கும் உணவு கொஞ்சம் மிருதுவானதாக இருக்க வேண்டும். எளிதில் ஜீரணம்

ஆகும்படியும் இருக்க வேண்டும். வேர்க்கடலை, பட்டாணி, சுண்டல் போன்றவற்றைக் ஆரம்பத்தில் கொடுக்காமல், குழந்தை நன்றாக சாப்பிட கற்றுக்கொண்ட பிறகே கொடுக்க வேண்டும். காரணம் அப்படியே விழுங்கும்போது புரையேற வாய்ப்புகள் அதிகம். காப்பி, டீ, ஹெல்த் டிரிங்க்ஸ் போன்றவை தேவையில்லை. தண்ணீர் ஊற்றாமல் காய்ச்சிய பால் ஒரு நாளைக்கு 400மிலி இருந்தாலே போதும். சாப்பாடும் பெரியவர்கள் போல் மூன்று வேளை என்று இல்லாமல் 5-6 வேளையாக கொஞ்சம் கொஞ்சமாக திட உணவுகளைக் கொடுக்கலாம். கட்டாயப்படுத்தி, பயமுறுத்தி சாப்பிட வைக்கக் கூடாது. அதுபோல டிவி முன்னால் உட்கார வைத்து விட்டு உணவை ஊட்டவும் கூடாது. தினமும் பழங்கள், காய்கறிகள், கீரைகளை உணவில் சேர்த்துக் கொள்ள வேண்டும். அசைவ உணவுப் பிரியர்கள் தினமும் மீன் கொடுக்கலாம். வாரம் 3 தடவை முட்டை கொடுக்கலாம். முட்டை, இறைச்சி, வெண்ணை, நெய், வாழைப்பழம், உருளைக்கிழங்கு முதலியவற்றில் எனர்ஜி அதிகம். தினமும் காலையிலும் இரவில் படுக்கப்போகும் முன்பும் பல் துலக்கப் பழக்கப்படுத்த வேண்டும்.

குழந்தைகளுக்கான உணவில் கவனம் செலுத்துவது போல, அவர்களின் பொது ஆரோக்கியத்திலும் அக்கறை எடுத்துக்கொண்டு வளர்த்தோமானால் ஒரு நலமான பலமான அடுத்த தலைமுறை உருவாகி விடும்.

8. என் குழந்தை ஏன் சாப்பிட மாட்டேன் என்கிறான்?

பச்சிளங் குழந்தைக்கு முதல் ஆறு மாதங்களுக்குத் தேவையான சத்துக்கள் அனைத்தும் தாய்ப்பாலில் இருப்பதால், குழந்தையின் வளர்ச்சி ஒரே சீராக அமைகிறது. ஆறாவது மாதத்தில் இருந்து இணை உணவு கொடுக்க ஆரம்பிக்க வேண்டும். இந்த நேரத்தில்தான் குழந்தைக்கும் கொஞ்சம் கொஞ்சமாக பிடிவாத குணம் வர ஆரம்பிக்கும். தாயின் விருப்பத்திற்கு எல்லாம் இல்லை என்று தலையை ஆட்டுவதில் மகிழ்ச்சி அடைகிறது. தாய் மீண்டும் மீண்டும் கட்டாயப்படுத்தும் போது குழந்தையும் முடியாது என்று சொல்வதில் ஆர்வம் காட்டுகிறது. இந்த நிலை ஒரு விபரீத வட்டமாகிறது. பிறகு ஒவ்வொரு முறை தாய் உணவு ஊட்ட முயலும்போது எல்லாம், வேண்டாம் வேண்டாம் என்று குழந்தை தலையை ஆட்ட, சாப்பிட்டுத்தான் ஆக வேண்டும் என்று தாய் பிடிவாதம் பிடிக்க, நாளடைவில் சாப்பாட்டு நேரம் குழந்தைக்கும் தாய்க்கும் சண்டை நேரமாக ஆகி விடுகிறது. ஆனால் இந்தச் சண்டையில் வெல்வது என்னவோ குழந்தைதான்.

குழந்தை இரண்டாம் ஆண்டில் அடி எடுத்து வைத்தவுடன் அதன் வளர்ச்சி விகிதம் குறைந்து விடுகிறது. முதல் ஆண்டில் ஏழு கிலோ எடை ஏறிய குழந்தை இரண்டாம் ஆண்டு முழுவதற்கும் அதிகபட்சம் இரண்டு கிலோதான் ஏறுகிறது. மேலும் குழந்தையின் வளர்ச்சியும் ஒரே சீராக இல்லாமல் விட்டுவிட்டு இருப்பதால், குழந்தையும் தனக்குத் தேவையான உணவைச் சில காலங்களில் அதிகமாகவும், சில காலங்களில் குறைவாகவும் எடுத்துக் கொள்கிறது. அதனால் குழந்தைக்கும் ஒவ்வொரு நாளைக்கும் ஒரே அளவோ அல்லது அதிகப்படியாகவோ உணவு/கலோரிகள் தேவைப்படாமல் போய் விடுகிறது. இப்போது நிறைய பெற்றோர்கள் குழந்தைகளை வெளியில் போய் விளையாட அனுமதிப்பது இல்லை. பக்கத்து வீட்டு அல்லது தெருக்குழந்தைகளுடன் பரிச்சயமும் இல்லை. ஓடி ஆடி விளையாடினால் தானே குழந்தைக்கு அதிக கலோரிகள் தேவை. வீட்டிற்குள்ளேயே இருந்துகொண்டு டிவியிலும், கைபேசியிலும் நேரத்தைக் கழிக்கும் குழந்தைக்கு பசி எடுப்பதும் இல்லை.

குழந்தை நடக்க ஆரம்பித்த உடனேயே தன்னைச் சுற்றியுள்ள உலகத்தை ஆராய்வதில்தான் முழுக் கவனமும் செல்லும். இந்த

செயலில் சற்று சுணக்கம் ஏற்படும்போது சாப்பிட்டால் தான் உண்டு. அவ்வளவு சுறுசுறு துறுதுறு! இயல்பாகவே குழந்தைகளுக்கு ஒரு செயல்மீது தொடர்ந்து கவனம் செலுத்தி அந்தச் செயல் முடியும் வரை கவனம் சிதறாமல் இருப்பது கடினம். அதே நிலைமைதான் சாப்பட்டிற்கும்! சாப்பிடும்போதே இன்னொரு பொருள்மீது பார்வைபட்டால் போதும், சாப்பாட்டைத் தள்ளி விட்டுவிட்டு நகர்ந்து விடுவார்கள். அடுத்து பெற்றோர் போடும் கண்டிஷன்களை, எல்லைகளைத் தாண்டுவதில் ஓர் ஆர்வம்! தன்னுடைய சுதந்திரத்தைக் காட்டிக்கொள்வதில் ஓர் ஈடுபாடு. இதையெல்லாம் அறியாத பெற்றோர் குழந்தை முன்போல் சாப்பிடவில்லையே என்று கவலைப்பட ஆரம்பித்து விடுகிறார்கள்.

பசியின்மை பெரும்பாலான குழந்தைகளிடம் காணப்படும் ஒரு தற்காலிக நிலை. மருத்துவர்களிடம் வரும் பெற்றோரின் முதல் கம்ப்ளெயிண்டே 'குழந்தை சாப்பிட மாட்டேன் என்கிறானே' என்பதுவாகத்தான் இருக்கும். 'நாங்கள் எல்லா வழிகளையும் முயற்சி பண்ணிப் பார்த்து விட்டோம். பலன் இல்லை. நீங்கள்தான் அவனைச் சாப்பிட வைக்க வேண்டும்' என்று கூறாத தாய்மார்களே இல்லை என்று சொல்லலாம். பல நேரங்களில் அவர்கள் எதையும் முயற்சி செய்யாமல் சும்மா இருந்தாலே குழந்தை தானாகச் சாப்பிட ஆரம்பித்து விடும் என்று தோன்றும்.

குழந்தை சாப்பிட மாட்டேன் என்று அடம் பிடிக்கும்போது வீட்டில் ஒரு பிரளயமே ஏற்படுகிறது. தாய் தந்தையுடன் தாத்தா பாட்டியும் சேர்ந்துவிட்டால் சொல்லவே தேவையில்லை. ஒரு தாய் தன் குழந்தையிடம் மெல்ல நயந்து பேசி, கதை சொல்லி, தேவைப்பட்டால் ஓரங்க நாடகமெல்லாம் நடித்துக் காட்டி சாப்பிட வைத்து விடுகிறாள். இன்னுமொரு தாய் குழந்தையின் கவனத்தை லாவகமாகத் திசை திருப்பி ஊட்டி விடுகிறாள். மற்றுமொரு தாய் தேர்தல் கால அரசியல்வாதி போல நிறைய வாக்குறுதிகளை அள்ளி வீசி (நீ சாப்பிட்ட பிறகு உனக்கு நிறைய சாக்லேட், ஸ்வீட்ஸ், ஐஸ்கிரீம் வாங்கித் தருகிறேன்) சாப்பிட வைக்கிறாள். வேறு ஒரு தாய் குழந்தையைப் பயமுறுத்தி சாப்பிட வைத்து விடுகிறாள். இதிலெல்லாம் நம்பிக்கை இல்லாத தாய் கட்டாயப்படுத்தி சாப்பாடு ஊட்டி விடலாம் என்று நினைக்கிறாள். குழந்தையின் மூக்கைப் பிடித்துக்கொண்டு வாயைப் பலவந்தமாகத் திறந்து ஆகாரத்தை உள்ளே திணித்த அடுத்த வினாடியே அது வெளியில் வந்து விழுகிறது. விரக்தியில் என்ன செய்வது என்று தெரியாமல் நிற்கும் தாய் குழந்தைக்கு இரண்டு அடி கொடுத்து தண்டித்தும் பார்க்கிறாள். இதற்கு எல்லாம் சற்றும் அயராத குழந்தை,

குழந்தை வளர்ப்பும் நலனும் 39

தாய் தன்னை அடுத்து என்ன செய்யப் போகிறாளோ என்ற பயத்துடன் அடுத்த தற்காப்புக்குத் தயாராகி விடுகிறது. சில வீடுகளில் குழந்தைகள் அவ்வப்போது சாப்பிடுவதற்காக வகை வகையான தின்பண்டங்கள் வாங்கி வைத்திருப்பார்கள். குளிர்சாதனப்பெட்டி நிறைய சாக்லேட்டுகள், இனிப்பு வகைகள், ஐஸ்கிரீம்கள் என நிரம்பி வழியும். இவைகள் எல்லாம் குழந்தையின் கைக்கெட்டும் தூரத்தில். இவைகளைச் சாப்பாட்டு நேரத்திற்கு முன்னமேயே சாப்பிட்டு விடுவதால், பிறகு பெற்றோர்கள் சாப்பிடச் சொல்லும்போது பசி இல்லாததால் சாப்பிட முடிவதில்லை.

வேறு சில பெற்றோர்கள் குழந்தையின் ஆரம்பகால உண்வுப் பழக்கத்தில் மூக்கை நுழைத்து தங்களுக்குப் பிடித்த உணவு, பிடிக்காத உணவு என்ற எண்ணங்களைச் சிறார்களிடமும் தோற்றுவித்து விடுகிறார்கள். அவர்களை எல்லா உணவுகளையும் சுவைத்து சாப்பிட அனுமதிப்பதில்லை. பிறகு ‘என்னைப் போலவே என் குழந்தையும் கீரை சாப்பிட மாட்டான், பப்பாளி சாப்பிட மாட்டான்’ என்ற பெருமை வேறு!

மற்றொரு ரக பெற்றோர்கள் குழந்தைளிடம் பேரம் பேச ஆரம்பித்து விடுவார்கள். ‘இப்போது சாப்பிட்டுவிட்டால் உடனே சாக்லேட் வாங்கித் தருகிறேன்’ என்று சொல்லுவார்கள். குழந்தையின் பிடிவாதம் மற்றும் பெற்றோர்களின் மனநிலையைப் பொருத்து இந்தப் பேரத்தின் அளவு அவ்வப்போது மாறுபடும்.

ஆக, குழந்தை சாப்பிடாமல் இருப்பதன் காரணங்களை ஆராய்ந்தோமானால், முதலில் தெரிவது 6-7 மாதங்களில் ஏற்படும் எதிர்மறை எண்ணங்கள்தான். மேலும் இந்தக் காலகட்டத்தில் குழந்தைக்கு ஏற்படும் கட்டுப்பாடற்ற சுதந்திரம் வேண்டும் என்ற எண்ணத்தால் பெற்றோரின் ஆதிக்கத்தை விரும்புவது இல்லை. இப்போதுதான் விருப்பு வெறுப்புகளும் ஆரம்பிக்கின்றன. தன்னுடைய புதுத் திறமைகளைப் பரிசோதித்துப் பார்க்க விரும்புகிறது. இந்த உண்மையை ஒரு தாய் புரிந்துகொண்டு குழந்தையின் மன நிலையோடு ஒத்துப்போகக் கற்றுக்கொண்டால், பிரச்சினைகள் எதுவும் வராது. சாப்பாட்டு நேரம் குழந்தைக்குச் சந்தோஷமான நேரமாக இருக்க வேண்டும். சாப்பிட்டாக வேண்டும் என்று கட்டாயப்படுத்தும்போது சந்தோஷம் மறைந்து சாப்பாட்டின் மீது வெறுப்பு வர ஆரம்பிக்கிறது.

ஒவ்வொரு குழந்தைக்கும் பசி வேறுபடுகிறது. ஒரு குழந்தை சாப்பிடும் அளவிற்கு இன்னொரு குழந்தை சாப்பிடுவதில்லை. சாப்பாட்டிற்கான இடைவெளியும் வேறுபடுகிறது. சாப்பாட்டின்

அளவைவிட, அதில் உள்ள சத்தின் அளவுதான் முக்கியம். குழந்தைக்குக் கொடுக்கும் உணவுகள் சத்தானவையா என்று கவனிக்க வேண்டும். மேலும் குழந்தையைப் பற்றிய தன் எண்ணங்களையும் ஒரு தாய் மாற்ற வேண்டியுள்ளது. கட்டாயப்படுத்தி சாப்பிடச்சொல்லி குழந்தைக்குக் கட்டுப்பாட்டைச் சொல்லித் தருகிறோம் என்பதும் தவறாகவே தெரிகிறது. குழந்தையிடம் ஓயாது குறை கண்டுபிடிக்கும் தாயும், குழந்தையை அதிகமாகச் செல்லம் கொடுத்து வளர்க்கும் தாயும், தங்கள் குழந்தைக்கு அதிகம் தீங்கு செய்கிறார்கள். குழந்தையின் எடை எதிர்பார்த்த அளவு வரவில்லையே என்று கவலைப்படுவதைவிட்டு குழந்தை ஆரோக்கியமாக, சுறுசுறுப்பாக இருக்கிறானா என்றுதான் பார்க்க வேண்டும். இந்த உண்மைகளை எல்லாம் மனதில் கொண்டு பெற்றோர்கள் நடந்து கொண்டால் சாப்பாட்டு நேரம் தாய்க்கும் சேய்க்கும் மகிழ்ச்சியான நேரமாக இருக்கும்.

இதற்கு என்ன செய்யலாம்?

முதலில், தாய் தன் குழந்தையைப் பற்றிய ஆதங்கத்தை, கவலையை விட்டொழித்து ஆக்கப்பூர்வமாகச் சிந்திக்க கற்றுக்கொள்ள வேண்டும். குழந்தைக்கு முழுமையான சாப்பிடும் பழக்கம் இரண்டு வயது அளவில் வருகிறது. இதற்கு முன்னதாகவே ஆறு மாதத்திலேயே பால் பாட்டிலை கையில் பிடித்துக்கொண்டு பால் குடிக்கக் கற்றுக்கொண்டு விடுகிறது. 9 மாதத்தில் கப்பையும் ஒரு வயதில் ஸ்பூனையும் உபயோகிக்கக் கற்றுக் கொள்கிறது. தாய் இதைத் தடுக்கக் கூடாது. குழந்தை உணவைச் சிந்தாமல், சிதறாமல், துப்பாமல், வாந்தி எடுக்காமல் சுத்தமாக சாப்பிட வேண்டும் என்று எதிர்பார்க்கக் கூடாது. சரியாகச் சாப்பிடும் முறையை கற்றுக்கொள்ளும் வரை சற்றுப் பொறுமை தேவை.

சாப்பாட்டு நேரத்தில் உங்களோடு குழந்தைக்கும் ஒரு சேர் போட்டு டைனிங் டேபிள் முன் உட்கார வைத்து சாப்பிடச் சொல்லுங்கள். கட்டாயப்படுத்தவோ அல்லது கெஞ்சவோ வேண்டாம். உங்கள் வார்த்தைகள் மிரட்டும் தொனியிலோ அல்லது நயமாகவோ இருக்கக் கூடாது. குழந்தை தனக்கு வேண்டியதை சாப்பிட அனுமதியுங்கள். அவர்களை உணவின் மணமும் நிறமும் கட்டாயம் ஈர்க்கும். ஒரு குறிப்பிட்ட உணவைக் கட்டாயம் சாப்பிட்டாக வேண்டும் என்று சொல்லாதீர்கள். முழுவதும் சாப்பிட்டு முடித்தால் பாராட்டுங்கள். சாப்பிடாவிட்டால் தண்டிக்கவோ திட்டவோ முற்படாதீர்கள். இயல்பாகவே இருங்கள். அடுத்த சாப்பாட்டு வேளை வரும் வரையிலும் தின்பண்டம் எதுவும் தர வேண்டாம். சரியாக சாப்பிடாததால் விளையாடவேண்டாம் என்று தடுக்காதீர்கள். குழந்தை உணவுக்கு

அடுத்தவேளை வரைக் காத்திருக்க வேண்டும் என்பதை மெல்ல புரிந்து கொள்ளும். அடுத்த வேளை உணவை நீங்கள் சொல்லாமலேயே முழுவதும் சாப்பிட்டு விடும். ஆரோக்கியமான எந்தக் குழந்தையும் தன் உடலை வருத்திப் பட்டினியாக இருக்காது.

குழந்தைக்கு எதிர்மறையான எண்ணங்கள் ஒரு வயதிற்குப் பிறகு நிறைய வருவதால், தனக்கு இந்த உணவு பிடிக்காது, அந்த உணவு பிடிக்காது என்று சொல்வதில் ஒரு மகிழ்ச்சி. இது குழந்தைக்கே உரிய பிடிவாத குணத்தின் பிரதிபலிப்பே. தாயும் இந்த உணவை விட்டால் வேறு எதுவும் சாப்பிடுவதற்கு இல்லை என்பதைத் தெளிவாகச் சொல்லி விட வேண்டும். சாப்பாட்டு நேரத்தில் ஒரு சில குழந்தைகள் நிறைய கலாட்டா செய்து பெற்றோரின் கவனத்தைத் தன் பக்கம் எளிதில் ஈர்த்து விடும். பிறகு என்ன? பெற்றோர்களிடம் கேட்டது எல்லாம் கிடைத்து விடும். இந்த நேரங்களில் கண்டிப்புடன் இருந்து விட வேண்டும். கேட்டவைகளை வாங்கிக்கொடுத்துத் குழந்தையை தவறான பாதைக்குத் தள்ளக்கூடாது.

பொதுவாகவே குழந்தைக்கு ஊட்டும் உணவு, பலவித வண்ணங் களில், பலவித சுவைகளில், தினம் தினம் குழந்தையை உணவை நோக்கி ஈர்க்கும் விதமாக இருக்க வேண்டும். குழந்தை உணவைத் தொட்டு, முகர்ந்து தானாக சாப்பிட்டுக்கொள்ள அனுமதிக்க வேண்டும். குழந்தைக்குப் பால் மட்டுமே ஆகாரமாகக் கொடுப்பது மிக எளிது. திரவ உணவிலிருந்து திட உணவிற்கு மாற்றுவது சற்றுக் கடினமானாலும் இந்தப் பயிற்சியை 6 மாதம் முதல் ஆரம்பித்தால் மிக எளிதில் குழந்தை திட உணவைச் சாப்பிடக் கற்றுக்கொள்ளும். குழந்தை சாதம் சாப்பிடவில்லை என்றால், கொஞ்ச நேரம் கழித்து மீண்டும் சாதம்தான் கொடுக்க வேண்டும். மாறாக பழையபடி பாலுக்கு மாறக் கூடாது. அப்படிச் செய்தால் குழந்தை சற்று பிடிவாதம் பிடித்தால் பால் கிடைக்கும் என்று கற்றுக் கொள்ளும்.

டானிக்குகள் மற்றும் பசியைத் தூண்டும் மருந்துகளினால் ஒரு பயனும் கிடையாது. டானிக்குகளில் உள்ள வைட்டமின்களை இரண்டு வகையாகப் பிரிக்கலாம். 1. நீரில் கரையும் வைட்டமின்கள் (பி காம்ப்ளக்ஸ் மற்றும் வைட்டமின் சி). 2 கொழுப்பில் கரையும் வைட்டமின்கள் (வைட்டமின் ஏ, டி, இ, கே) டானிக் சாப்பிட்ட உடன் அதில் உள்ள நீரில் கரையும் வைட்டமின்களில் உடலுக்குத் தேவையான அளவை மட்டும் கிரகித்துக் கொண்டு (மிக மிக மிகக் குறைந்த அளவே-மைக்ரோ கிராம்கள்) மற்ற அனைத்தையும் சிறுநீரகம் பிரித்தெடுத்து சிறுநீர் வழியே வெளியே அனுப்பி விடும். அதனால்தான் சிறுநீர் மஞ்சள் நிறமாகி விடுகிறது. அதுபோலக் கொழுப்பில் கரையும்

வைட்டமின்கள் உடலுக்குள் போனால் வெளியில் வருவது கடினம். சிறுநீரகத்தால் பிரித்து வெளியே அனுப்ப முடியாது. அவை உடலுக்குள்ளேயே தங்கி, அளவு அதிகமாகி நாளடைவில் தீங்கு விளைவித்து விடும் (HYPERVITAMINOSIS). நம் உடலுக்கு மிகமிகக் குறைவான அளவே தினசரி வைட்டமின்கள் தேவைப்படுகின்றன. அவை அனைத்தும் நாம் தினசரி உண்ணும் உணவில் இருந்தே கிடைத்தும் விடுகின்றன. பின் ஏன் இந்த டானிக்குகள்? உலக சுகாதார நிறுவனம் டானிக்குகள் தேவையில்லை என்றே கூறுகிறது. பசியைத் தூண்டி அதிகமாக சாப்பிட வைக்கும் மருந்துகளும் தற்காலிகமாகத் தான் வேலை செய்யும். மருந்தை நிறுத்தியவுடன் பழைய நிலைமை தான். போதாததற்கு மருந்தின் பக்க விளைவு வேறு. மருத்துவர்கள் உங்கள் குழந்தைக்கு வைட்டமின் குறைபாடு உள்ளது என்று கண்டுபிடித்து அதற்கான வைட்டமின்களை சாப்பிட்டால் மட்டும் தான் பயன் உண்டு.

டின்களில் வரும் குழந்தை உணவுகளை வாங்கிப் பணத்தை வீணடிக்க வேண்டாம். மீடியாக்களில் வரும் விளம்பரங்களை நம்பி மனதைப் பறிகொடுத்து பிறகு பணத்தையும் பறிகொடுத்து உங்கள் செல்லக் குழந்தையின் ஆரோக்கியத்தையும் கெடுக்காதீர்கள்.

ஆக பெற்றோர்கள் செய்ய வேண்டியது இவைகள் தான்

- கட்டாயப்படுத்தி சாப்பிட வைக்காதீர்கள்.
- சாப்பாடு ஊட்டி விடாதீர்கள்.
- குழந்தைகளைப் பயமுறுத்தி சாப்பிட வைக்கவேண்டாம்.
- சாப்பிடுவதற்கு குழந்தைகளிடம் பேரம் பேசாதீர்கள்.
- உணவை, தின்பண்டங்களைப் பரிசாகக் கொடுக்காதீர்கள்.
- வீட்டில் மற்றவர்கள் உண்ணும் உணவையே குழந்தைக்கும் கொடுங்கள்.
- சாப்பிட போதுமான அளவு நேரம் கொடுங்கள். நிறைய குழந்தைகள் மெதுவாக சாப்பிடுவார்கள்.

9. டீன் ஏஜ் வயதினருக்கான உணவு முறை

டீன் ஏஜ் வயதில் குழந்தைகளின் வளர்ச்சி விகிதம் மீண்டும் அதிகமாகிறது. இந்த வயதில் இருக்கும் பையனுக்கு எலும்பு மற்றும் தசை வளர்ச்சி அதிகம் இருப்பதால் அதற்கு ஏற்றவாறு நல்ல சத்துள்ள ஆகாரம் கொடுக்க வேண்டும். இந்த வயது பெண்ணுக்கு எலும்பு தசை வளர்ச்சியோடு உடலில் ஹார்மோன்களின் தாக்கத்தால் கொழுப்புச் சத்தும் தேவையான இடங்களில் சேர்ந்து சதைப்பிடிப் போடு உரிய உடலமைப்பு வந்து விடுகிறது. இந்தப் பருவத்தில் சரியான வளர்ச்சி இல்லை என்றால் பிறகு வளர முடியாது. இந்தப் பருவம் தான் வளர்வதற்குக் கிடைக்கும் கடைசி வாய்ப்பு. எனவே சத்துள்ள சரிவிகித உணவு இந்தக் காலகட்டத்தில் குழந்தைகளுக்குக் கிடைக்குமாறு பெற்றோர்கள் பார்த்துக் கொள்ள வேண்டும்.

பெரும்பாலான டீன் ஏஜ் பருவத்தினர் வீட்டில் உள்ளவர்களிடம் இருந்து கற்றுக் கொண்ட உணவுப் பழக்கத்தையே இந்த வயதிலும் தொடருவார்கள். இருந்தாலும் இந்த வயதுக்கே உரிய ஆர்வமும் நண்பர்களின் வற்புறுத்தலும் சேர, புதுப்புது உணவுகளை ருசி பார்க்கும் பழக்கம் வந்து விடும். ஆனாலும் கொஞ்ச காலம் கழித்து பெற்றோர்கள் சொல்லிக் கொடுத்த உணவுப்பழக்கமே நல்லது என்ற முடிவுக்கு வந்து விடுவார்கள்.

டீன் ஏஜ் பருவத்தினர் பல்வேறு காரணங்களினால் சரியான உணவு எடுத்துக் கொள்வதில்லை. நிறைய பேர் காலை உணவைத் தவிர்த்து விடுவார்கள். 'காலை உணவு மூளைக்கு' என்பதையே மறந்து, இன்றைய உலகில் துரித உணவுக்கூடங்களில் கிடைக்கும் சத்தில்லா உணவையும், குளிர்பானங்களையும் குடித்துத் தங்கள் ஆரோக்கி யத்தைக் கெடுத்துக்கொள்கிறார்கள். மேலும் இவ்வகை உணவுகளில் சேர்க்கப்படும் நிறமிகள், கெமிக்கல்கள், உடலுக்குத் தீங்கு விளைவிக்கக் கூடியவை. குளிர்பானங்களில் உள்ள அதிகப்படியான பாஸ்பரஸ் நம் உடலுக்குத் தேவையான கால்சியம் சத்தை உணவிலிருந்து கிரகிப்பதைத் தடுத்து விடும். அடிக்கடி உண்ணும் நொறுக்குத் தீனிகள், இனிப்பு வகைகள், சாக்கலேட் போன்றவைகளால், உடலில் கொழுப்புச் சத்து மட்டும் அதிகமாகும் அபாயம் உள்ளது. மொத்தத்தில் இம்மாதிரி உணவுகள் சரிவிகித உணவாக இல்லாததாலும், தேவையான அளவு

வைட்டமின்கள், மினரல்கள் இல்லாததாலும், சத்துக்குறைபாடு நோய்கள் வர வாய்ப்பாகி விடுகிறது. சில டீன் ஏஜ் பருவத்தினர் மது, புகை, போதை போன்ற பழக்கங்களுக்கு அடிமையாவதால், விரைவில் உடல் நலக் குறைவு எட்டிப் பார்க்கிறது.

மேலும் இந்த வயதினர் தாங்கள் சிலிம்மாக இருக்க வேண்டும் என்பதற்காக 'டயட்டில் இருக்கிறேன்' என்று சொல்லிக்கொண்டு சரியாகச் சாப்பிட மாட்டார்கள். சிலர் பிடிக்காது என்று சொல்லியே சத்துள்ள ஆகாரங்களைச் சாப்பிடமாட்டார்கள். சிலர் ஒருசில உணவுகளையே மீண்டும் மீண்டும் சாப்பிடுவார்கள். மனவியல் ரீதியாகப் பாதிக்கப்பட்டவர்களும், டென்ஷன் பேர்வழிகளும் தேவைக்கு அதிகமாகச் சாப்பிட்டு உடல் பருமனாகி விடுவார்கள்.

ஆக குழந்தையாகவும் இல்லாமல் பெரியவராகவும் இல்லாமல் இருக்கும் இந்த டீன் ஏஜ் வயதினருக்கு நல்ல சத்துள்ள உணவை சாப்பிடும் பழக்கத்தை உண்டுபண்ண பெற்றோர்கள் முயற்சிக்க வேண்டும். அவர்களுடன் விவாதித்து சத்துணவின் முக்கியத்துவம் பற்றிப் புரிந்து கொள்ளும்படி செய்ய வேண்டும். சத்துள்ள உணவுப் பண்டங்களைத் தேர்வு செய்து சாப்பிடும் பழக்கம் உள்ள குடும்பத்தினருக்கு இது மிகவும் எளிதாக இருக்கும்.

10. துரித உணவுகள்

சமீபகாலமாக ஊடகங்களில் துரித உணவுகள், ஆரோக்கிய பானங்கள், எனர்ஜி பானங்கள் என்று தினம்தினம் ஏராளமான விளம்பரங்கள் விதம்விதமான உறுதிமொழிகளோடு வருகின்றன. இதில் கொடுமை என்னவென்றால் குழந்தைகளே இந்த விளம்பரங்களில் மாடல்களாக வருகிறார்கள். பார்க்கும் பெற்றோர்களிடம் குறைந்த செலவில், அதிக விரைவாகத் தங்கள் குழந்தைகளை ஆரோக்கியமாக வளர்த்து விடலாம் என்ற தூண்டிலைப் போடுகிறார்கள். இதைத் தினமும் குழந்தைகளுக்குக் கொடுத்து வந்தால் குழந்தைகள் உயரமாக புத்திசாலியாக வளர்வதாக மக்களை மூளைச்சலவை செய்கிறார்கள். இவையெல்லாம் உண்மைதானா, இம்மாதிரி உணவுகள் குழந்தை களுக்குத் தேவைதானா, குழந்தை மருத்துவமும், உணவியலும் என்ன சொல்லுகின்றன என்று பார்ப்போம்.

இப்போதெல்லாம் 'ஜங்க்புட்' என்ற சொல்லின் அர்த்தம் எல்லோருக்கும் தெரிந்த ஒன்றாகிவிட்து. இந்தவகை உணவுகளில் மிகுந்த அளவில் சர்க்கரைச் சத்து, கொழுப்புச்சத்து, உப்புச்சத்து மற்றும் அதிக அளவில் கலோரிகள் என எல்லாமே ஓவர்டோஃப். புரதச்சத்து, தாது உப்புக்கள், வைட்டமின்கள், நார்ச்சத்து எனத் தேவையானவைகளைத் தேடித்தான் பார்க்க வேண்டியிருக்கும்.

இன்னொரு வகையானது பதப்படுத்தப்பட்ட உணவுகள். இந்த வகையில் உணவுப் பொருட்களை எந்திரங்களில் இட்டு அதிகப்படியான சூடு மற்றும் மைனஸ் டிகிரி எனப் பல வெப்பமாற்றங்களுக்கு உட்படுத்தி, பலவகையான கெமிக்கல்கள் மூலம் பல மூலக்கூறுகளாகப் பிரிக்கப்பட்டு, பிறகு கெமிக்கல்கள் சேர்க்கப்பட்டு டின்களில் அடைக்கப்பட்டு விற்கப்படுகின்றன.

அடுத்த வகையானது அதிகமான அளவு சர்க்கரை சேர்க்கப்பட்ட, சோடா, கஃபின் முதலியன சேர்க்கப்பட்ட மிக நேர்த்தியாக வடிவமைக்கப்பட்ட பாட்டில், டின் அல்லது டெட்ரா பேக்குகளில் கிடைக்கும் எனர்ஜி பானங்கள்.

மேலே கூறியன அனைத்தும் மிக எளிதாக எல்லா இடங்களிலும் கிடைக்கிறது. மிக அழகான பாக்கெட்டுகளில் கிடைக்கிறது. எப்போதும் அவைகள் பற்றி மீடியாக்களில் விளம்பரங்கள் வந்துகொண்டே இருப்பதால் மக்களும் மறப்பதில்லை. மிகவும் மலிவான விலை.

ஒரு முறை குடித்தால் போதும்: மீண்டும் மீண்டும் வாங்கத் தூண்டும். நாவின் சுவைமொட்டுகளைச் சுண்டி இழுக்கும். குழந்தை சற்றே அடம்பிடித்தால் போதும். வாங்கிக் கொடுக்க பெற்றோரும் ரெடி!

சிறுவயதிலிருந்தே ஜங்க்புட் 'ஃபாஸ்ட்புட்' எனர்ஜி ட்ரிங்க்ஸ் எனப் பழகிய குழந்தை 5-6 வயது வரும் போதே உடலில் மாற்றங்கள் வந்து விடுகின்றன. உடல் பருமனாகி விடுகிறது. நடை மாறிவிடுகிறது. விளையாட்டு என்பது கைபேசியிலும், டிவியிலும் என்றாகி ஆட்டம், ஓட்டம், விளையாட்டு என்பதே மறந்துபோய்விடுகிறது. பெற்றோர்களும் குழந்தை வெளியில் போய் விளையாடி வம்பை விலைக்கு வாங்கி வந்து விடுவானோ, அல்லது எங்காவது அடிபட்டு விடுமோ என்ற பயத்தில் வெளியில் விடுவதே இல்லை.

அதிகப்படியான சர்க்கரைச் சத்தும், கொழுப்புச்சத்தும், உப்பும் உடலில் கொழுப்பாக மாறி எடை ஏறுகிறது. உயரத்திற்கு ஏற்ற எடை இல்லாமல் அதிகமாக இருப்பதால் பிஎம்ஐ (BMI) ஏறுகிறது. முதுமையில் வரக்கூடிய நோய்கள் எல்லாம் இளமையிலேயே எட்டிப் பார்க்கின்றன. அடிக்கடி கஃபின் இருக்கும் எனர்ஜி பானங்கள் குடித்து இருதயத் துடிப்பு ஒரே சீராக இல்லாமால் தாறுமாறாக துடிக்கிறது. டென்ஷன், மன, நரம்புநோய்கள் எட்டிப் பார்க்கின்றன.

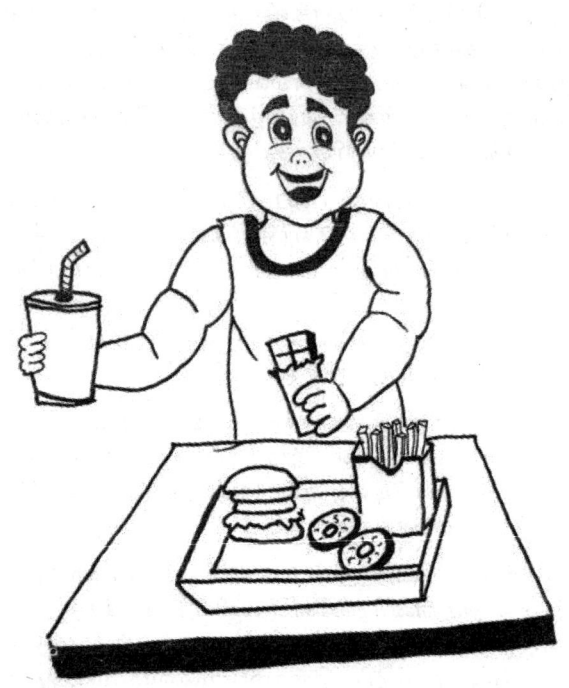

என்ன செய்யலாம்?

1. இரண்டு வயது வரையிலும் குழந்தைகளுக்கு தினம் பழச்சாறுகள், ஹெல்த் ட்ரிங்க்ஸ் என எதுவும் தேவையில்லை. நல்ல ஆரோக்கியமான சரிவிகித உணவும், தண்ணீர் கலக்காத பால் தினம் 400 மி.லியும் இருந்தாலே போதும்.
2. 5 வயது வரையிலும் தண்ணீர் கலக்காத பால் மட்டுமே போதும். 5-9 வயதில் தேவைப்பட்டால் 100 மி.லி காஃபி, டீ, அதற்குப் பிறகு 200 மி.லி தினம் போதுமானது.
3. இரண்டு வயதுக்குப் பிறகு அந்தந்தப் பகுதிகளில் சீசனில் கிடைக்கும் பழங்களைச் சாப்பிட பழக்குங்கள்.
4. ஜங்க், பாஸ்ட், எனர்ஜி புட்களைத் தவிர்க்கவும். அறவே தவிர்க்க முடியவில்லை என்றால் வாரம் ஒருமுறை மட்டும் போதும்.
5. 18 வயதுவரையிலும் கஃபின் கலந்த பானங்கள், எனர்ஜி ட்ரிங்க்ஸ் போன்றவையெல்லாம் தேவையில்லை.
6. குழந்தைக்கு பாக்கெட் மணிகொடுத்து பள்ளிக்கு அனுப்பும் பெற்றோரே! உஷார்! பள்ளிக்கூடம் அருகில் உள்ள ஜங்க் புட் கடை உங்கள் குழந்தையை ஈர்க்கலாம்.
7. ஊடக விளம்பரங்களை உங்களால் நிறுத்தமுடியாது. ஆனால் அப்போது பார்த்துக் கொண்டிருக்கும் உங்கள் குழந்தையிடம் அதில் உண்மையில்லை என்பதைச் சொல்லிக் கொடுக்க முடியும்.

11. பாலும் பால் பொருள்களும்

பால் மனிதனின் உணவில் முக்கியப் பங்கு வகிக்கிறது. பாலில் உள்ள புரதச்சத்தும், கால்சியமும் முதல் தரமானது. எளிதில் ஜீரணமாகி கிரகிக்கக் கூடியது. அதனால் குழந்தைகளுக்கும், பெண்களுக்கும், வயதானவர்களுக்கும் பால் ஒரு முக்கிய உணவாகக் கருதப்படுகிறது. இந்தப் பதிவில் மிருகங்களில் இருந்து வரும் பாலைப் பற்றி மட்டும் விரிவாகத் தெரிந்து கொள்வோம்.

மனிதனின் அன்றாட உணவில் பாலும், பால் பொருட்களும் முக்கிய இடம் பிடித்து பல்லாயிரம் ஆண்டுகள் ஆகிவிட்டன. மனிதன் எப்போது காட்டு விலங்குகளைப் பிடித்துப், பழக்கி தன் உதவிக்காகவும், உணவிற்காகவும் உபயோகப்படுத்த ஆரம்பித்தானோ, அன்றிலிருந்தே மிருகங்களின் பாலையும் ருசிக்க ஆரம்பித்து விட்டான். ஆடு, மாடு, ஒட்டகம், கழுதை எனப் பலவகை பாலூட்டி மிருகங்களின் பாலைக் கறந்து பதப்படுத்தி உபயோகப்படுத்த ஆரம்பித்து விட்டான்.

இன்று நாம் அனைவரும் உபயோகப்படுத்தும் மாட்டுப்பால் பல்லாயிரக்கணக்கான மாடுகளிடம் இருந்து கறக்கப்பட்டு, அந்தந்தப் பகுதிகளில் பதப்படுத்தி குளிரூட்டப்பட்டு, பின் பலவகை அளவுகளில் பாக்கெட்டில் விற்பனைக்கு வருகிறது.

பாலில் உள்ள கொழுப்புச்சத்தின் அளவை மாற்றி, 1.TONED MILK 2. DOUBLE TONED MILK 3. FULL CREAM MILK 4. STANDARDISED MILK என்று நான்கு வகையாக சந்தைப் படுத்துகிறார்கள். ஒவ்வொரு வகையான பாலிலும் (100 மி.லி பாலில்) என்ன சத்துக்கள் உள்ளன என்பதைப் பார்ப்போம்.

1. TONED MILK : இதில் கொழுப்பு 3.8 கிராம், புரதம் 3.2 கிராம், கார்போஹைட்ரேட் 4.7 கிராம், கலோரிகள் 60.

2. DOUBLE TONED MILK : இதில் கொழுப்பு 1.5 கிராம், புரதம் 3.4 கிராம், கார்போஹைட்ரேட் 4.9 கிராம், கலோரிகள் 48, கொழுப்புச் சத்து குறைக்கப்பட்டுள்ளது.

3. FULL CREAM MILK : கொழுப்பு 6.8. கிராம், புரதம் 3.4 கிராம், கார்போஹைட்ரேட் 4.9 கிராம், கலோரிகள் 90.

4. STANDARDISED MILK : கொழுப்பு 4.5 கிராம், புரதம் 3.2 கிராம், கார்போஹைட்ரேட் 4.7 கிராம், கலோரிகள் 74.

சாதாரணமாக அன்றாடத் தேவைகளுக்கு STANDARDISED MILK போதுமானது. உடல் எடையைக் குறைக்க விரும்புவர்கள் மட்டும்தான் TONED MILK, DOUBLE TONED MILK உபயோகப்படுத்தலாம். FULL CREAM MILK ல் கொழுப்புச் சத்து அதிகம். தொடர்ந்து உபயோகித்தால் உடல் குண்டாகி விடும்.

நேரடியாக மாட்டிலிருந்து கறந்த உடனே, உள்ள பச்சைப்பால் உண்மையில் கிருமிகள் நிறைந்த, கிருமிகள் நன்றாக வளரும் கல்ச்சர் மீடியம் என்று கூறலாம். கிருமி நீக்கம் செய்யாமல் அப்படியே குடித்தால் நிறைய வியாதிகள் வர வாய்ப்பாகி விடும். பின் மார்க்கெட்டுக்கு வரும் பாக்கெட் பால் எப்படி கிருமி நீக்கம் செய்யப்படுகிறது? பாஸ்டரைசேஷன் என்ற முறையில் பாலை அதிக வெப்பத்தில் (71.5 டிகிரிசென்டிகிரேடு) குறைந்த நேரத்திற்கு (15 வினாடிகள்) உட்படுத்தி, உடனடியாகக் குளிர்விக்கும் (10 டிகிரிசென்டிகிரேடு) முறையில் செய்கிறார்கள். இதுவும் உலகம் முழுதும் அங்கீகரிக்கப்பட்ட முறைதான் என்றாலும், இதனாலும் பாலை நூறு சதமும் கிருமி நீக்கம் செய்ய முடியாது. 99.9 சதம் என்று சொல்கிறார்களே, அப்படித்தான் முடியும். எனவேதான் பாலும் பால் பொருட்களும் சரியாகக் கையாளவில்லை என்றால் சீக்கிரம் கெட்டுப்போகின்றன. பால் கெட்டுப்போய் விடுகிறது என்றால், பாலில் உள்ள கிருமிகள் பல்கிப் பெருகிவிட்டன என்று தான் அர்த்தம்.

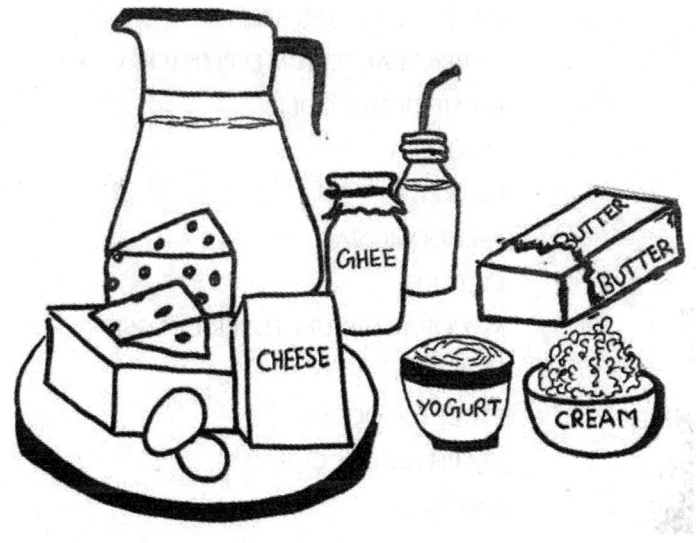

பாலில் கிருமிகள் எப்படி வந்து சேருகின்றன என்று பார்ப்போம்.

1. எல்லா மாடுகளுடைய பாலையும் கலந்துதான் பதப்படுத்து கிறார்கள். இதில் வியாதியுடைய மாட்டின் பாலும் கலக்க வாய்ப்பாகி விடுகிறது.
2. சுத்தமில்லாத கையாளும் முறைகளால் மாடு வளர்க்கும் இடத்தில் இருந்து, மண்ணில், மாட்டின் சாணத்தில் உள்ள கிருமிகள் கலந்து விடுகின்றன.
3. பால் பண்ணையில் இருந்து குளிரூட்டப்பட்ட பால் நுகர்வோரிடம் சேரும் வரை குளிர்நிலையில் பாதுகாத்து வைக்கப்பட்டிருக்க வேண்டும். எங்கேனும் இந்தக் குளிர்நிலைச் சங்கிலியில் பாதிப்பு வந்தால் கிருமிகள் வளரத் தொடங்கி விடுகின்றன.
4. சுத்தமில்லாத பால் கறக்க உபயோகப்படுத்தும் எந்திரங்கள், பாத்திரங்கள், சேமிக்கும் முறையில் உள்ள குறைபாடுகள் என நிறைய காரணங்கள்.

இப்படி பாலில் சேரும் கிருமிகள் என்னென்ன என்பதையும் அவைகளால் என்னென்ன வியாதிகள் மனிதனுக்கு வரலாம் என்பதைப் பற்றியும் பார்ப்போம்.

பாக்டீரியாக்கள்: BRUCELLA,
SALMONELLA
CAMPYLOBACTER SPP.
CORENYBACTERIUM DIPHTHERIA
ESCHERICHIA COLI
SHIGELLA
PROTEUS
PSEUDOMONAS
LISTERIA
MYCOBACTERIUM TUBER CULOSIS
YERSINIA
STREPTOCOCCUS
STAPHYLOCOCCUS
ANTHRAX

குழந்தை வளர்ப்பும் நலனும் 51

	CLOSTRIDIUM BOTULINUM
வைரஸ்கள்	ALL ENTEROVIRUSES
	HEPATITIS A, E , B
ஒட்டுண்ணிகள்	TAENIA
	TOXOPLASMOSIS
பூஞ்சைகள்	CANDIDA
	NOCARDIA

மேலே சொன்ன கிருமிகள் பாலில் கலக்கும் போது வெகு விரைவில் அவை பல்கிப் பெருகி, வளர்ந்து வியாதியை உண்டு பண்ணும் அளவுக்கு வந்து விடுகின்றன. கிருமிகள் வளர பால் ஒரு நல்ல கல்ச்சர் மீடியமாக இருப்பதால் சீக்கிரம் பால் கெட்டுப்போய் விடுகிறது. அதைக் குடிக்கும் மனிதனும் வாந்தி, பேதி, டைபாய்டு, மஞ்சள் காமாலை, டி.பி, தொண்டை அடைப்பான், புருசெல்லோசிஸ், ஆந்தராக்ஸ், குடல்புழுக்கள் எனப் பல வியாதிகள் தாக்கும் நிலைக்குத் தள்ளப்பட்டு விடுகிறான்.

ஆக, எந்த நிலையிலும் பாலையும், பால் பொருள்களையும் நூறு சதமும் கிருமி நீக்கம் செய்யமுடியாது என்ற உண்மையைத் தெரிந்து நாமும் சற்று முன்னெச்சரிக்கையுடன் நடந்துகொள்ள வேண்டும். நம்பகத்தன்மை இல்லாத இடத்தில் பால்/பால் பொருள்களை வாங்க வேண்டாம். பதப்படுத்தப்படாத பச்சைப்பால் குடிக்கும் பழக்கம் கூடாது. வீட்டிலே தயாரிக்கப்படும் பாலாடைக் கட்டி, கிரீம், தயிர் போன்ற பொருள்களை வாங்கக் கூடாது. அடிக்கடி மின்வெட்டு காரணமாக, குளிர்நிலையில் இருந்தாலும் பால் பொருள்கள் சீக்கிரம் கெட்டுபோவதால் அவைகளை வாங்கி உபயோகிக்காதீர்கள். நம் அன்றாட வாழ்வில் கொஞ்சம் MILK HYGIENE என்று சொல்லப்படும் பாலைப்பற்றிய உள்ளுணர்வு இருந்தாலே போதும் நோய்களைத் தூரத் தள்ளலாம்.

12. குழந்தையின் உடல் வளர்ச்சியைக் கண்காணித்தல்

ஒவ்வொரு முறையும் குழந்தையை மருத்துவரிடம் அழைத்து வரும் பெற்றோர்களின் மனதில் முக்கிய இடம் பிடிக்கும் கேள்வி 'குழந்தையின் வளர்ச்சி சரியாக இருக்கிறதா?' என்பதாகும். மருத்துவரும் குழந்தையைப் பரிசோதித்து அதன் வளர்ச்சியைக் கண்காணித்துக் குறிப்பெடுத்துக் கொண்டு வளர்ச்சி இயல்பாக உள்ளதா, குறைபாடு உள்ளதா, என்ன செய்யலாம் என்று ஆலோசனை கூறுகிறார்.

குழந்தையின் வளர்ச்சி இயல்பாக உள்ளதா அல்லது ஏதேனும் வளர்ச்சிக் குறைபாடு தென்படுகிறதா என்று பெற்றோர்களும் எளிதில் கண்டுபிடித்து விடலாம். பொதுவாக நாம் குழந்தையின் வளர்ச்சிக் காலத்தை இரண்டாகப் பிரித்துக் கொள்ளலாம். ஒன்று தாயின் கருப்பையில் வளரும் வளர்ச்சி. தாய் கருவுற்றதில் இருந்து பிரசவம் வரையிலான காலம் இதில் அடங்கும். இரண்டாவது குழந்தை பிறந்த பிறகு இருக்கும் காலம்.

குழந்தையின் வளர்ச்சி என்பது மூன்று முக்கிய காரணிகளைப் பொறுத்தது. முதலாவது காரணம், அந்தக் குழந்தையின் மரபணு. ஆரோக்கியமான பெற்றோர்கள் மற்றும் அவர்களின் முன்னோர்கள் வழி வரும் மரபணு ஆரோக்கியமான குழந்தைக்கு வழி வகுக்கும். இரண்டாவது காரணம், அந்தக் குழந்தையின் உடல் ஆரோக்கியம், அல்லது பிறவிக்கோளாறுகள் இல்லாத வியாதியற்ற நிலைமை. மூன்றாவது காரணம், குழந்தைக்குக் கிடைக்கும் ஊட்டச்சத்து. இந்த மூன்றும் நன்றாக இருக்கும்போது குழந்தையின் வளர்ச்சியும் நன்றாகவே அமையும்.

தாயின் கருப்பையில் குழந்தை வளரும்போது தாயின் ஆரோக்கியத்தைப் பொறுத்துதான் குழந்தையின் வளர்ச்சியும் இருக்கும். இதன் அடிப்படை மிக எளிது. ஆரோக்கியமான தாய்க்கே ஆரோக்கியமான குழந்தை. அதனால் பிறக்கும்போதே குழந்தை நல்ல வளர்ச்சியுடன் இருக்க வேண்டும் என்று நினைப்பவர்கள் அனைவரும் தாய்க்குச் சத்துள்ள உணவு கொடுக்க வேண்டும்.

குழந்தை வளர்ப்பும் நலனும் 53

குழந்தையின் வளர்ச்சியைக் கண்காணிக்க முக்கியமான அளவீடுகள் நான்கு தான். 1. எடை 2. நீளம் அல்லது உயரம் 3. தலைச் சுற்றளவு 4. எடை உயரம் விகித குறியீடு அல்லது BMI என்று சொல்லப் படும் BODY MASS INDEX. இவை ஒவ்வொன்றைப் பற்றியும் பார்ப்போம்.

எடை

குழந்தையின் வளர்ச்சியைப் பார்க்க முக்கிய அளவுகோல் எடை தான். மருத்துவரின் உதவியின்றி குழந்தையின் எடையை வீட்டில் இருந்தவாறு பெற்றோரே கூட கண்காணிக்கலாம். எதிர்பார்த்த அளவில் எடை ஏறிக்கொண்டே போகும்போது குழந்தை நன்றாக இருப்பதாகவே அர்த்தம்.

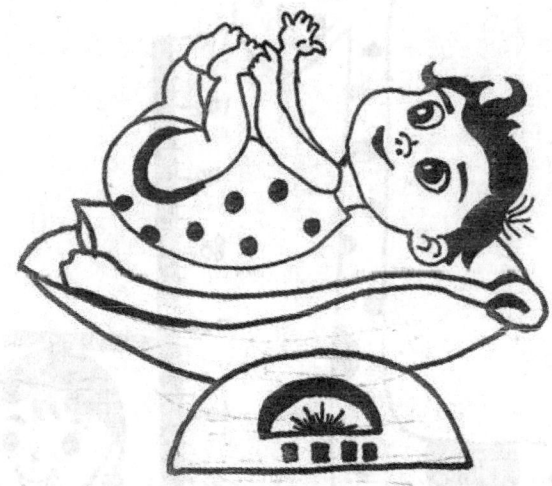

பிறவியிலேயே எடை குறைவாக இருப்பதற்கான காரணிகள் ஏதும் இல்லை என்றால் பிறந்த குழந்தையின் எடை 2.5 கிலோகிராமில் இருந்து 3.5 கிலோகிராம் வரை இருக்கும். குழந்தையின் எடை முதல் 10 நாளில் 10 சதம் குறைந்துவிடும். தொடர்ந்து தாய்ப்பால் குடிக்கும்போது குறைந்த எடை மீண்டும் வந்து, எடையும் ஏற ஆரம்பித்து விடும். இதில் கவலைப்பட ஒன்றும் இல்லை. நன்றாக தாய்ப்பால் குடிக்கும் குழந்தை முதல் 3 மாதம் முடியும் வரை சராசரியாக ஒரு நாளைக்கு 30 கிராம் எடை ஏறும். அடுத்த 3 மாதத்திற்குத் தினம் 20 கிராம் எடை ஏறும். அடுத்த 3 மாதத்திற்கு (6-9 மாதம் வரை) தினம் 15 கிராம் எடை ஏறும். ஐந்து மாத முடிவில் பார்க்கும்போது பிறந்த எடையைப் போல் இருமடங்கு எடை வந்து விடும். ஒரு வயது

முடிவில் மூன்று மடங்கு வந்து விடும். இதை வேறுவிதமாகவும் சொல்லலாம். முதல் மூன்று மாதம் வாரம் 200 கிராம் எடையும், இரண்டாம் 3 மாதம் வாரம் 150 கிராம் எடையும், அடுத்த ஆறு மாதங்களில் வாரம் 100 கிராமும் எடையும் ஏறும். ஆக முதலாண்டு முடிவில் ஒன்பது அல்லது பத்து கிலோ இருந்தால் மகிழ்ச்சி. இரண்டாவது வருடத்திலிருந்து வருடத்திற்கு இரண்டு கிலோவும், ஏழாவது வருடத்திலிருந்து வருடத்திற்கு மூன்று கிலோவும் ஏறும்.

நீளம் அல்லது உயரம்

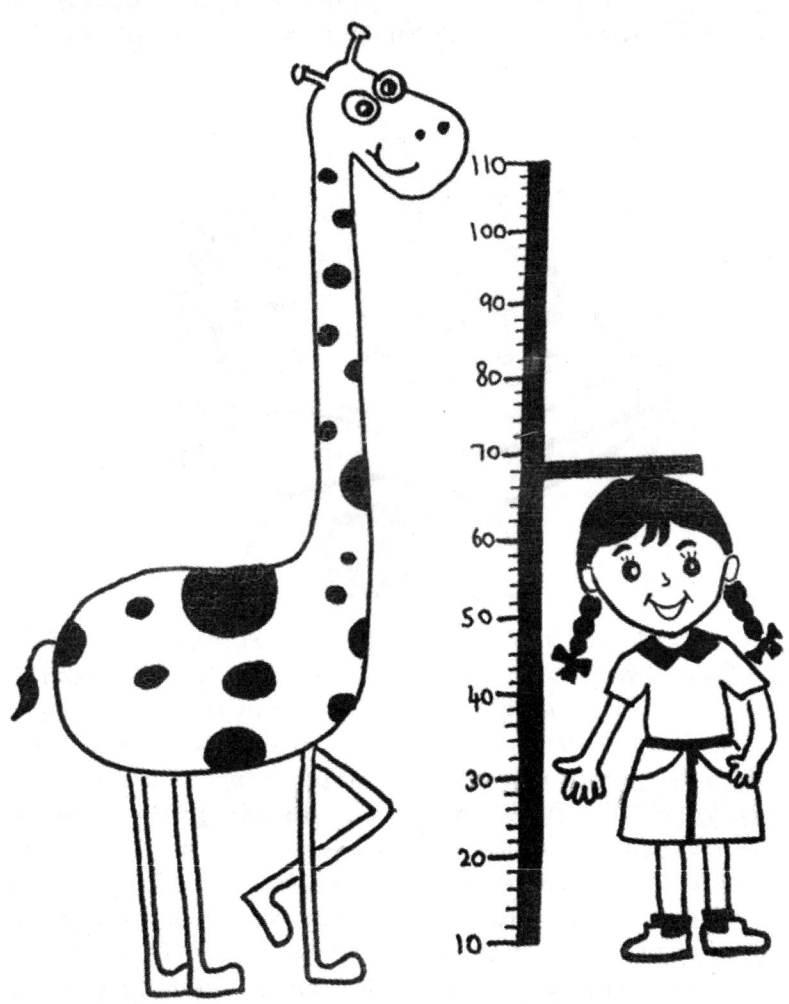

குழந்தை வளர்ப்பும் நலனும் 55

அதேபோல குழந்தையின் உயரத்தைக் கவனித்தோமானால், பிறந்தவுடன் 50 செ.மீ. இருக்கும் குழந்தை ஒரு வயது முடிவில் 25 செ.மீ. சேர்ந்து 75 செ.மீ. ஆகிவிடுகிறது. இரண்டு வயது முடிவில் 87 செ.மீ. 4 வயதில் 100 செ.மீ. (இரண்டுமடங்கு) 8 வயதில் 125 செ.மீ. 12 வயதில் 150 செ.மீ. (3 மடங்கு) வளருகிறது.

தலை சுற்றளவு

அடுத்த முக்கியமான அளவு, குழந்தையின் தலை சுற்றளவு. பிறந்தவுடன் 35 செ.மீ. இருக்கும். ஒரு வயதில் 47 செ.மீ. 2 வயதில் 49 செ.மீ. 3 வயதில் 50 செ.மீ. 5 வயதில் 50.5 செ.மீ. 7 வயதில் 51 செ.மீ. 9 வயதில் 52 செ.மீ. 12 வயதில் 54 செ.மீ. இருக்கும். பிறந்தவுடன் தலை சுற்றளவு குறைவாக இருந்தாலோ, அல்லது அதிகமாக இருந்தாலோ உடன் மருத்துவ ஆலோசனை தேவை.

BMI (BODY MASS INDEX) அல்லது எடை உயரம் விகித குறியீடு.

குழந்தையின் எடை அதன் உயரத்திற்கு ஏற்றவாறு இருக்கிறதா என்று கணிப்பதற்காக இந்தக் குறியீடு உபயோகப்படுகிறது. குழந்தையின் WEIGHT INKG / HEIGHT IN METER^2 என்ற ஃபார்முலா மூலம் குழந்தையின் எடையும், உயரமும் தெரிந்தால் போதும், கண்டுபிடித்து விடலாம். இந்த பி.எம்.ஐ.யை (BMI) நார்மல் அளவுடன் ஒப்பிட்டுப் பார்க்கும்போது குழந்தையின் உயரத்திற்கு ஏற்ற எடை நார்மலாக இருக்கிறதா, அல்லது குறைந்து விட்டதா, அல்லது அதிகமாகி விட்டதா என்று தெரிந்து கொள்ளலாம்.

மேலே கண்ட விகிதத்தில் சற்று ஏறக்குறைய எடை இருந்தாலும், ஒன்றும் பிரச்சினை இல்லை. குழந்தை ஆரோக்கியமாக சுறுசுறுப்பாக இருக்கிறாளா/னா என்பதுதான் முக்கியம். மேலும் ஒவ்வொரு முறை குழந்தை நோய்வாய்ப்படும் போதும் எடை கொஞ்சம் குறைந்து மீண்டும் நார்மலுக்கு வந்துவிடும். ஆனால் தொடர்ந்து நோய்வாய்ப் பட்டிருந்தால் உயரமும் குறைந்துவிடும். பிறவியில் இருந்தே அடிக்கடி நோய்வாய்ப்பட்டிருப்பவர்களின் எடையும் உயரமும் குறைவாகவே இருக்கும். ஆகக்குழந்தையின் எடையையும், உயரத்தையும் தொடர்ந்து கவனித்து வந்தால் போதும். நாம் அதன் வளர்ச்சியைக் கண்காணித்து விடலாம். வளர்ச்சி விகிதம் நார்மலாகவே வந்து கொண்டிருக்கும்போது கவலை இல்லை.

13. தடுப்பு ஊசிகள் ஒரு கண்ணோட்டம்

தடுப்பு ஊசி பற்றிப் பேசினால், இதற்கு முன்னோடி ஆராய்ச்சி யாளரான இங்கிலாந்தைச் சேர்ந்த மருத்துவர் எட்வர்ட்ஜென்னர் அவர்களை மறக்க முடியாது. உலகம் முழுதும் பதினெட்டாம் நூற்றாண்டின் பின் பகுதியில் SMALL POX என்னும் பெரியம்மையினால் மக்கள் இறந்து கொண்டிருந்தார்கள். அதற்குத் தடுப்பு மருந்து கண்டுபிடிக்கப் பலரும் முயன்றனர். எட்வர்ட்ஜென்னர் தன் வீட்டிற்குப் பால் கொண்டு வரும் பெண்ணுக்குப் பெரியம்மை வராமல் இருப்பதைக் கவனித்தார். காரணத்தை ஆராயும்போது, பால் கறக்கும்போது மாட்டின் பால் மடியில் உண்டாகும் COWPOX என்ற வியாதிக் கொப்புளங்களில் இருந்து, வியாதித் தொற்றி அவரின் கைகளிலும் அதேபோல் கொப்புளங்கள் இருந்தது தெரிய வந்தது. அதன் காரணமாக அவருக்கு மனிதனுக்கு வரும் பெரியம்மை வராமல் தப்பித்து இருக்கலாம் என்று எண்ணினார். தான் கூர்ந்து கவனித்ததை டெஸ்ட் செய்து பார்க்க விரும்பினார். 1796-ஆம் ஆண்டு ஜேம்ஸ்பிஃப் என்ற எட்டு வயது சிறுவனின் கையில் சிறு கீரல் உண்டு பண்ணி அதன் மீது COWPOX வியாதி வந்த மாட்டின் கொப்புளங்களில் இருந்து எடுத்த நீரைத் தேய்த்தார். ஒரு ஆறு வாரங்கள் கழித்து அந்தப் பையனை பெரியம்மை வியாதி வந்தவர்களுடன் பழக அனுமதித்தார். ஆனாலும் அவனுக்கு பெரியம்மை வியாதி வரவில்லை. ஆச்சரியம்! இம்மாதிரி 23 நிகழ்வுகளைக் கூர்ந்து கவனித்து தன் ஆராய்ச்சியை இவ்வுலகுக்குத் தெரிவித்தார். முள்ளை முள்ளால் எடுப்பது என்பது போல, நோய்க்கிருமிகளின் உடலில் இருந்துதான் அந்த நோய்க்கான தடுப்பு மருந்தைக் கண்டுபிடிக்க வேண்டும் என்ற முயற்சிக்கு முதல் வெற்றி அவருடையது. அதுபோல ஏறக்குறைய 100 ஆண்டுகள் கழித்து 1885-இல் ஃப்ரான்சில் லூயிஸ்பாஸ்டர் என்ற நுண்ணுயுரியல் நிபுணர் நாய்க்கடிக்குத் தடுப்பு மருந்து கண்டுபிடித்தார். அதனைத் தொடர்ந்து 20-ஆம் நூற்றாண்டில் பல நோய்களுக்கு தடுப்பு ஊசிகள் கண்டு பிடிக்கப்பட்டன. அது இந்த 21-ஆம் நூற்றாண்டிலும் தொடர்கிறது.

நோய் எதிர்ப்புச் சக்தி என்பது எல்லா உயிரினங்களுக்கும் தேவை. இல்லையெனில் அந்த உயிரினம் இவ்வுலகில் பல்கிப் பெருக முடியாமல் அழிந்து விடும். மனிதனுக்கு இருக்கும் எதிர்ப்புச் சக்தியை இரண்டு வகையாகப் பார்க்கலாம். முதல் வகையாக, பிறவியிலேயே நம்மோடு இருக்கும் நோய் எதிர்ப்பு மண்டலத்தை சொல்லலாம். இன்னொரு வகை வெளியில் இருந்து வர வேண்டும்.

குழந்தை பிறந்தவுடனேயே வியாதிகள் உண்டு பண்ணும் கிருமிகள் ஒவ்வொன்றாகக் குழந்தையைத் தாக்க ஆரம்பிக்கின்றன. கர்ப்பத்திலேயே தாயின் உடலிலிருந்து குழந்தைக்குப் போய்ச் சேர்ந்த ஆண்டிபாடீஸ் என்று சொல்லப்படும் எதிர்ப்புச் சக்தியும் தாய்ப்பாலி லிருந்து கிடைக்கும் எதிர்ப்புச் சக்தியும் சுமார் ஆறு மாத காலத்திற்கு பெரும்பாலான நோய்க்கிருமிகளிடமிருந்து குழந்தையைப் பாதுகாக் கின்றன. அதற்குப் பிறகு குழந்தைக்கு தன் உடலிலேயே உண்டாகும் எதிர்ப்புச் சக்தி தேவைப்படுகிறது. இதை உருவாக்கும் நோக்கில்தான் நாம் குழந்தைக்குத் தடுப்பு ஊசிகள் போடுகிறோம். இதை எவ்வளவு சீக்கிரம் போடுகிறோமோ அவ்வளவுக்கு நல்லது. காரணம் நோய்க் கிருமிகள் தாக்குவதற்கு முன்னர் அதாவது வியாதிகள் வரும் முன்னர் தடுப்பு ஊசிகள் போட்டு எதிர்ப்புச் சக்தியை உண்டாக்கி வைத்துக் கொள்வதே புத்திசாலித்தனம். வெள்ளம் வரும் முன்பே அணைகட்டிக் கொள்வதுதானே எளிது.

தடுப்பு ஊசிகள் எந்த வியாதிக்காகப் போடப்படுகிறதோ அந்த வியாதிக்கு மட்டும் தான் எதிர்ப்புச் சக்தியை உண்டு பண்ணும். தடுப்பு ஊசியைச் சமுதாயத்தில் உள்ள எல்லாக் குழந்தைகளும், ஏன் பெரும் பாலான குழந்தைகள் போட்டுக் கொள்ளும்போது அந்த வியாதியை உண்டு பண்ணும் கிருமிகள் பரவுவதும் தவிர்க்கப்படுகிறது. ஆனால் ஒவ்வொரு கிருமிக்கும் தடுப்பு ஊசி போட்டு வியாதிகள் வராமல் தடுப்பது என்பது இயலாத காரியம். ஒரு சில வீரியம் மிக்க, எளிதில் பரவி வியாதியையும், மரணத்தையும் உண்டு பண்ணும் கிருமிகளுக்கான தடுப்பு மருந்தை கண்டிபிடிக்க உலகம் முழுவதும் மருத்துவ ஆராய்ச்சியாளர்கள் முயற்சி செய்து கொண்டு இருக்கிறார்கள். அவர்கள் கண்ட வெற்றியின் பலனாகப் பல ஆட்கொல்லி நோய்கள் தற்போது இல்லை.

அதுபோல மக்களின் பொது சுகாதாரத்தை மேம்படுத்தி அவர்களின் வாழ்க்கை முறையை உயர்த்துவதன் மூலமும் வியாதிக் கிருமிகள் பரவுவதைத் தடுத்து விடலாம். பாதுகாக்கப்பட்ட குடிநீர், ஆபத்தில்லாத கழிவு நீரோட்ட வசதி, வீட்டு வசதி முதலியன இருந்தாலே தொற்று நோய்க்கிருமிகளிடமிருந்து மக்களைப் பாதுகாத்து விடலாம். இதைத் தான் வளர்ந்த நாடுகள் செய்து, தடுப்பு ஊசிகள் பரவலாக உபயோகப் படுத்துவதற்கு முன்னதாகவே தங்கள் மக்களைப் பாதுகாத்தன.

எந்தெந்த நேரத்தில் எந்தத் தடுப்பு ஊசி போட வேண்டும் என்பது ஒவ்வொரு நாட்டிற்கும் வேறுபடும். அந்த நாட்டில் வியாதிக்கிருமிகள் எந்த வயதினரை எப்போது அதிகம் தாக்குகிறது என்ற விபரம், பொருளாதர நிலைமை, மற்றும் லாஜிஸ்டிக் பிரச்சினைகள்

முதலியவற்றை மனதில் கொண்டு, அந்தந்த நாட்டின் தடுப்பு ஊசி கால அட்டவணைகள் அறிவிக்கப்படுகின்றன. வியாதிகள் பரவும் நிலைமை, அவைகளை எந்த அளவு தடுத்துள்ளோம் என்பதைப் பொறுத்து அவ்வப்போது தடுப்பு ஊசி கால அட்டவணையில் மாற்றங்களும் செய்து விடுவார்கள்.

ஒரு குறிப்பிட்ட வியாதிக்கு இரண்டு வகைகளில் உடலில் எதிர்ப்பு சக்தியை உண்டு பண்ணலாம். ஒன்று, அந்த வியாதிக் கிருமிகளை அழிக்கும் ஆண்டிபாடீஸ் அடங்கிய இம்யுனோகுளோபுலினை உடலில் செலுத்துவது, இதன் மூலம் கிடைக்கும் எதிர்ப்புச் சக்தி நீண்ட நாட்கள் இருக்காது. இரண்டாவது முறை உடலில் எதிர்ப்புச் சக்தியை உண்டு பண்ணும் செல்களைத் தூண்டிவிட்டு எதிர்ப்புச் சக்தியை உண்டு பண்ணுவது. இம்முறையினால் உண்டாகும் எதிர்ப்புச் சக்தி நீண்டகாலம் இருக்கும். தடுப்பு ஊசிகள் இந்த இரண்டாவது வழி மூலம்தான் செயல்படுகின்றன.

உடலில் எதிர்ப்புச் சக்தியை உண்டு பண்ணும் செல்களைத் தூண்ட உயிருள்ள கிருமிகளையோ அல்லது இறந்த கிருமிகளிலிருந்து எடுக்கப்பட்ட எக்ஸ்டிராக்டையோ பயன்படுத்துகிறார்கள். இவைகளை ஆண்டிஜென் என்று சொல்வார்கள். இந்த ஆண்டிஜென்களாக வியாதியை உண்டு பண்ணும் கிருமியை வீரியம் இல்லாதவாறு செய்தோ, அல்லது இறந்த அந்த கிருமிகளின் செல்லில் உள்ள புரோட்டீனைப் பிரித்தெடுத்தோ உபயோகப்படுத்துகிறார்கள்.

இந்த ஆண்டிஜென்னை உடலில் செலுத்தும்போது எதிர்ப்புச் சக்தியை உண்டுபண்ணும் செல்களைத் தூண்டி,. ஆண்டிபாடீஸ் எனப்படும் எதிர்ப்புச் சக்தியை உருவாக்குகிறது. இம்மாதிரி முதல் முறை ஆண்டிஜென்னைச் செலுத்தி ஏற்படும் எதிர்ப்புச் சக்தியின் அளவு குறைவாகவும் குறைந்த நாட்களுக்கே வரும்படியும் இருக்கும். ஆனால் அதே ஆண்டிஜென்னை மீண்டும் மீண்டும் செலுத்தும்போது ஏற்படும் எதிர்ப்புச் சக்தி, அளவு அதிகமாகவும், வீரியம் மிக்கதாகவும், நீண்ட காலம் பயன்படும்படியும் இருக்கும். இந்த அறிவியல் உண்மை தான் குழந்தைகளுக்கு ஒரே தடுப்பு ஊசியை இரண்டு, மூன்று முறை போடும்போதும் ஊக்குவிப்பு தவணை கொடுக்கும் போதும் பயன்படுகிறது. பொதுவாக ஒரு தடுப்பு ஊசிக்கும் அடுத்த தடுப்பு ஊசிக்கும் குறைந்த பட்சம் 4 வாரங்கள் இடைவெளி இருக்க வேண்டும். அப்போதுதான் இரண்டாவது தவணைக்கு எதிர்ப்புச் சக்தி அதிகமாக உண்டாகும்.

இப்போது நீங்களும் தடுப்பு ஊசிகளின் வரலாறு பற்றியும் உங்கள் குழந்தைகளுக்கு அதன் அவசியம் பற்றியும் தெரிந்து கொண்டிருப்பீர்கள்.

14. தடுப்பு ஊசிகளும் போட வேண்டிய காலமும்

இந்தப் பதிவில் நம் நாட்டில் குழந்தைகளுக்குப் போடப்படும் ஒவ்வொரு தடுப்பு ஊசி பற்றியும் அவைகளை எப்போது போட வேண்டும் என்பது பற்றியும் தெரிந்து கொள்வோம்.

பி.சி.ஜி

இது BACILLUS CALMETTE AND GUERIN என்ற வீரியம் குறைக்கப் பட்ட காசநோய்க் கிருமியிலிருந்து தயாரிக்கப்படுகிறது. இதில் உள்ள கிருமிகள் உயிருள்ளவை. குழந்தை பிறந்தவுடன் இத்தடுப்பு ஊசியைப் போட வேண்டும். ஒரு தடவை போட்டால் போதுமானது. ஊக்குவிப்பு தவணை ஏதும் தேவையில்லை. இத்தடுப்பு ஊசிக்குக் காய்ச்சல் ஏதும் வராது. ஊசி போட்ட இடத்தில் சிறிய கட்டி போன்று 3-6 வாரங்கள் கழித்து வரும். அது உடைந்து புண்ணாகி பிறகு ஆறி விடும். ஊசி போட்ட இடத்தில் சிறிய வடு உண்டாகி விடும். இத்தடுப்பு ஊசி காச நோயிலிருந்து பாதுகாப்பு கிடைக்கும் பொருட்டு போடப்படுகிறது. குறிப்பாக காசநோய்க் கிருமிகள் இரத்தம் மூலம் பரவுவதையும் மூளையில் பாதிப்பதையும் குறைத்து விடுகிறது.

முத்தடுப்பு ஊசி (DPT)

தொண்டை அடைப்பான், இரண ஜன்னி, கக்குவான் என்ற மூன்று நோய்களைத் தடுப்பதற்காக இந்தத் தடுப்பு ஊசி போடப்படுகிறது. இதில் இந்த மூன்று நோய்களை உண்டாக்கும் உயிரற்ற கிருமிகளின் செல்களில் இருந்து எடுக்கப்பட்ட எக்ஸ்டிராக்ட் உள்ளது. ஆறிலிருந்து எட்டு வாரத்திற்குள் முதல் தவணையைப் போட்டு விட வேண்டும். பிறகு நான்கு வார இடைவெளியில் இரண்டு,மூன்றாம் தவணைகளைப் போட்டுக் கொள்ள வேண்டும். இதற்கு 18 மாதத்தில் ஒரு ஊக்குவிப்புத் தவணையும், 5 வயதில் இரண்டாவது ஊக்குவிப்புத் தவணையும் போட வேண்டும். ஒரு சில குழந்தைகளுக்குப் பக்க விளைவாக லேசான காய்ச்சல், ஊசி போட்ட இடத்தில் வலி, வீக்கம் முதலியன வரலாம். இதற்கு ஊசி போட்ட இடத்தில் சூடான ஒத்தடம் அல்லது ஐஸ் கட்டிவைப்பது தேவையில்லை. ஓரிரு நாட்களில் தானாகவே சரியாகி விடும். மாறாக இத்தடுப்பு ஊசி போட்ட குழந்தை தொடர்ந்து வீறிட்டுக்

கத்திக்கொண்டிருந்தாலோ, கைகால் ஜில்லிட்டு நினைவு தவறும் நிலை வந்தாலோ அல்லது வலிப்பு வந்தாலோ உடன் மருத்துவ மனைக்கு எடுத்துச் சென்று தீவிர கண்காணிப்பில் சிகிச்சை அளிக்க வேண்டும். ஆனால் இம்மாதிரி பக்கவிளைவிகள் மிகமிக அரிது.

போலியோ சொட்டு மருந்து (ORAL POLIO VACCINE)

உலகம் முழுவதும் இரண்டு வகையான போலியோ தடுப்பு மருந்துகள் உபயோகப்படுத்தப்படுகின்றன. ஒன்று வாய் வழியாக கொடுக்கப்படும் போலியோ சொட்டு மருந்து (ORAL POLIO VACCINE). மற்றது ஊசி மூலம் செலுத்தப்படும் இஞ்செக்ஷன் போலியோ மருந்து (INJECTABLE POLIO VACCINE)

போலியோ சொட்டு மருந்தில் வீரியம் குறைக்கப்பட்ட, வியாதியை உண்டு பண்ணாத உயிருள்ள இரண்டு வகையான போலியோ கிருமிகள் உபயோகப்படுத்தப்படுகிறது. ஒவ்வொரு டோஸ் மருந்திலும் இந்த இரண்டு வகையான கிருமிகளும் உள்ளன. ஒரு டோஸ் என்பது இரண்டு சொட்டு மருந்து. குழந்தையின் வாயில் விட்டால் போதும். முதல் தவணை குழந்தை பிறந்தவுடன் போட வேண்டும். இரண்டாவது, மூன்றாவது, நான்காவது தவணைகளை 6,8,12-வது வாரங்களில் முத்தடுப்பு ஊசி போடும் போதே போட்டு விட வேண்டும். ஐந்தாவது தவணையை 9-வது மாதம் எம்-எம்-ஆர் ஊசி போடும்போதே போட்டுவிட வேண்டும். 18 மாதத்தில் ஒரு முறை ஊக்குவிப்பு தவணையும், 5 வயதில் ஒருமுறை ஊக்குவிப்பு தவணையும் போட வேண்டும். இதற்குப் பக்கவிளைவுகள் எதுவும் வராது. போலியோ சொட்டு மருந்து ஒரு சென்சிடிவான மருந்து. எப்போதும் குளிர் நிலையில் வைத்துப் பாதுகாக்கப்பட வேண்டும். ஒரு முறை போட்டால் 70-80 விழுக்காடுதான் பாதுகாப்பு தருகிறது. எனவேதான் முதல் வருட முடிவிற்குள் ஐந்து முறை போட வேண்டும் என்கிறார்கள். இதில் பிறந்தவுடன் போடும் தவணைக்கு ஜீரோ டோஸ் என்று பெயர்.

போலியோ தடுப்பு ஊசி (POLIO INJECTION)

இஞ்செக்ஷன் போலியோ மருந்தில் உயிரற்ற போலியோ கிருமிகளில் இருந்து எடுக்கப்பட்ட எக்ஸ்ட்ராக்டை ஊசி மூலம் உடலில் செலுத்துகிறார்கள். வாய்வழியாகச் செலுத்தும் மருந்தை விட இது உடலில் அதிக அளவு, நீண்ட காலம் இருக்கும்படியான எதிர்ப்பு சக்தியை உண்டு பண்ணுகிறது. இது கொஞ்சம் காஸ்ட்லியான தடுப்பு மருந்து என்பதால் தற்போது பரவலாக எல்லோருக்கும் போட முடிவதில்லை.

தட்டம்மை, புட்டாளம்மை, ருபெல்லா தடுப்பு ஊசி (MMR VACCINE)

இத்தடுப்பு ஊசியில் வீரியம் குறைக்கப்பட்ட உயிருள்ள தட்டம்மை, புட்டாளம்மை எனப்படும் பொன்னுக்கு வீங்கி, மற்றும் ருபெல்லா அம்மை வைரஸ் கிருமிகள் உள்ளன. இதை 9 மாதம் ஆனவுடன் குழந்தைக்குப் போடலாம். ஊசி போட்ட 5-7 நாட்களுக்குள் லேசான சுரம், உடலில் அம்மை போன்ற மாற்றங்கள் வரலாம். 9 மாதத்தில் போடத் தவறி விட்டால் மருத்துவ ஆலோசனையின் பேரில் பிறகும் போட்டுக் கொள்ளலாம். தற்போது தனியாக தட்டம்மை ஊசி போடுவதைத் தவிர்த்து இந்த எம்எம்ஆர் தடுப்பு ஊசியைத்தான் போடுகிறார்கள். இதை 9வது மாதம், 15வது மாதம், மற்றும் 5 வயது என மூன்று முறை போட்டு விடுகிறார்கள். இதனால் குழந்தைக்கு இந்த மூன்று வகையான அம்மைகள் வருவது அறவே தடுக்கப்பட்டு விடுகிறது.

பி மஞ்சள் காமாலை தடுப்பு ஊசி (HEPATITIS B VACCINE)

இந்த தடுப்பு ஊசி RECOMBINANT DNA TECHNOLOGY என்ற முறையில் தயாரிக்கிறார்கள். இதில் உயிருள்ள கிருமிகள் இல்லை. பி மஞ்சள் காமாலை மிகவும் கொடிய வியாதி. பாதிக்கப்பட்டவர்களின் கல்லீரல் பாதிக்கப்பட்டு நாளடைவில், கெட்டியாகி இறுதியில் கல்லீரல் புற்றுநோயில் முடிந்து விடும். மேலும் இது பாதிக்கப்பட்ட தாயிடமிருந்து கர்ப்பத்தின் மூலம் குழந்தைக்கும் பரவுவதால் குழந்தை பிறந்தவுடனேயே முதல் டோஸ் போட வேண்டியுள்ளது. இரண்டாவது டோஸ் முதல் மாதம் முடிந்தவுடனும், 3 வது டோஸ் 6 மாத முடிவிலும் போட வேண்டும். தாய் கர்ப்பமாக இருக்கும் போது மஞ்சள் காமாலை-பி யால் பாதிக்கப்பட்டு இருந்தால் குழந்தை பிறந்தவுடனேயே முதல் டோஸ் தடுப்பு ஊசியுடன் ஹெப்படைடிஸ்-பி சீரம் என்ற மருந்தையும் குழந்தைக்குப் போட வேண்டும். பக்க விளைவாக லேசான சுரம், வலி, வீக்கம் முதலியன வரலாம்.

ஏ மஞ்சள் காமாலை தடுப்பு ஊசி (HEPATITIS A VACCINE)

பெரும்பாலோருக்கு வரும் மஞ்சள் காமாலை நோய் ஏ மஞ்சள் காமாலை ஆகும். சுத்தமில்லாத குடிநீர், மற்றும் உணவுப்பொருள்கள் மூலம் இந்த வைரஸ் கிருமி பரவி நோயை உண்டுபண்ணுகிறது. இதற்கும் நல்ல தடுப்பு ஊசி உள்ளது. இதில் உயிருள்ள கிருமிகள் கிடையாது. இரண்டிலிருந்து 18 வயது உள்ள அனைவருக்கும் இந்த ஊசியைப் போடலாம். ஆறு மாத இடைவெளியில் இரண்டு தவணை போட்டால் வாழ்நாள் முழுவதும் பாதுகாப்பு உண்டு.

ஹச்இன்ஃப்லூயன்சா தடுப்பு ஊசி (H INFLUENZAE VACCINE)

ஹச்இன்ஃப்லுயன்சா என்ற இந்தக் கிருமி மூளைக் காய்ச்சல், நிமோனியா மற்றும் காதில் சீழ் போன்ற வியாதிகளைக் கொடுத்து விடும். இரண்டு வயது வரையிலும் உள்ள குழந்தைகள் அதிகமாக இதனால் பாதிக்கப்படுகிறார்கள். இதனைத் தடுக்கும் பொருட்டு இந்தத் தடுப்பு ஊசி போடப்படுகிறது. இதில் உயிருள்ள கிருமிகள் இல்லை. குழந்தை பிறந்த 6 மாதத்திற்குள் போட்டால் 3 தவணைகளும், 6 மாதத்திலிருந்து ஒரு வயதுக்குள் போட்டால் 2 தவணைகளும், ஒரு வயதுக்கு மேல் போட்டால் ஒரு தவணையே போதுமானது. ஐந்து வயதுக்கு மேல் ஆன குழந்தைகளுக்குப் போடத் தேவையில்லை.

சின்னம்மை தடுப்பு ஊசி (VARCELLA VACCINE)

VARICELLA ZOSTER என்னும் வைரஸ் கிருமியால் வரும் இந்த நோய் பெரும்பாலும் ஆரோக்கியமான குழந்தைகளுக்கு அதிகம் பாதிப்பைத் தருவதில்லை. ஆனால் எதிர்ப்பு சக்தி குறைவானவர்கள், 3 மாதத்திற்குள் இரத்தம் ஏற்றப்பட்டவர்கள், புற்றுநோயால் பாதிக்கப் பட்டவர்கள், கர்ப்பமாயிருக்கும் தாய்மார்கள் போன்றோருக்கு வந்தால் ஆபத்தாகி விடும். இந்த வியாதியைத் தடுக்கத் தயாரிக்கப்பட்ட ஊசியில் வீரியம் குறைக்கப்பட்ட வைரஸ் கிருமிகள் உள்ளன. ஆறு மாத இடைவெளியில் இரண்டு டோஸ் போட வேண்டும். வாழ்நாள் முழுவதும் பாதுகாப்பு தரும்.

டைபாய்டு தடுப்பு ஊசி

டைபாய்டு காய்ச்சல் நம் நாட்டில் ஆண்டு முழுவதும் குழந்தைகள், பெரியவர்கள் என அனைவரையும் தாக்குகிறது. இதற்கான பாக்டீரியா கிருமி சுத்தமில்லாத உணவு மற்றும் தண்ணீர் மூலம் பரவுகிறது. இதற்கு நல்ல தடுப்பு ஊசி உள்ளது. இதில் உயிருள்ள கிருமிகள் ஏதும் இல்லை. இரண்டு வயதுக்கு மேல் உள்ளவர்களுக்கு மூன்று ஆண்டு களுக்கு ஒரு முறை இந்த ஊசியைப் போட வேண்டும். தற்போது இதிலேயே CONJUGATED TYPHOID VACCINE என்று வந்துள்ளது. 9 மாதக் குழந்தைக்கே இதைப் போட்டு விட்டால் டைபாய்டு வியாதியைத் தடுத்து விடும்.

வெறிநாய்க் கடி தடுப்பு ஊசி (ANTI RABIES VACCINE)

வெறிநாய்க்கடியால் உண்டாகும் வியாதியை ரேபிஸ் என்பார்கள். இவ்வியாதி வந்து விட்டால் நோயாளியைக் காப்பாற்றுவது முடியாது. எனவே நாய் கடித்தவுடன் மருத்துவரை அணுகி உடனடியாக இந்தத் தடுப்பு ஊசியைப் போட்டுக் கொள்ள வேண்டும். மொத்தம் நான்கு தவணையாக இந்த ஊசி போட வேண்டும். தலை, முகம், கழுத்து,

கைகள் அல்லது நிறைய இடங்களில் கடித்திருந்தால் நாய்க்கடி தடுப்பு ஊசியுடன், இம்முனோகுளோபுளின் என்ற ஊசியையும் கட்டாயம் போட்டுக் கொள்ள வேண்டும். நாய்க்கு வெறி இருந்ததா? இல்லையா? என்று ஆராய்வதை விட்டு விட்டு உடனடியாக மருத்துவம் தேவை. இல்லையேல் நஞ்சு மூளையைப் பாதித்த பிறகு எதுவும் செய்ய இயலாது.

நிமோனியா தடுப்பு ஊசி (PNEUMOCOCCAL VACCINE)

நிமோனியா மற்றும் காதில் சீழ் போன்றவை வராமல் இருக்க இந்த ஊசி போடப்படுகிறது. பிறந்து 6,10, 14 வாரங்களில் போட்டுக் கொள்ள வேண்டும். பக்க விளைவாக லேசான சுரம், வலி வரலாம். இந்தத் தடுப்பு ஊசி குழந்தைளுக்கு அடிக்கடி வரும் சளி, காய்ச்சலைக் குறைத்து விடும்.

ரோட்டா வைரஸ் தடுப்பு மருந்து (ROTAVIRUS VACCINE)

குழந்தைகளுக்கு ரோட்டா வைரஸ் கிருமியினால் வரும் வாந்தி பேதி மற்றும் அதன் விளைவாக ஏற்படும் நீர்ச்சத்து குறைவைத் தடுக்கவும் இத்தடுப்பு மருந்து உபயோகப்படுத்தப்படுகிறது. 6,10,14 வாரங்களில் ஒரு மி.லி. அளவே இருக்கும் இம்மருந்தை வாய் வழியாக குழந்தைக்குக் கொடுக்க வேண்டும். இதில் உயிருள்ள வீரியம் குறைந்த ரோட்டா வைரஸ் கிருமிகள் உள்ளன. பக்க விளைவுகள் எதுவும் இல்லை.

இன்ஃப்ளூயன்சா அல்லது ஃப்ளூ தடுப்பு ஊசி (FLU VACCINE)

ஃப்ளூ காய்ச்சலைத் தடுக்கும் பொருட்டு இந்தத் தடுப்பு ஊசி போடப்படுகிறது. இது உயிரற்ற வைரஸ் கிருமியிலிருந்து தயாரிக்கப் படுகிறது. ஒவ்வொரு ஆண்டும் போட்டுக் கொள்ள வேண்டும். முதல் முறை போடும்போது 6 மாதத்திலிருந்து 8 வயது வரை உள்ள குழந்தை களுக்கு ஒரு மாத இடைவெளியில் 2 ஊசிகள் போட வேண்டும். 8 வயதுக்கு மேல்பட்டவர்களுக்கு ஒரு ஊசியே போதும்.

எச்.பி.வி. தடுப்பு ஊசி (HUMAN PAPILLOMAVIRUS VACCINE)

கருப்பை வாய்ப் புற்று நோய் எச்.பி.வி. வைரஸ் மூலம் வருவதால் இதைத் தடுப்பதற்காக இந்த ஊசி போடப்படுகிறது. 10-12 வயது முடிந்தவுடன் பெண் குழந்தைகளுக்கு இந்த ஊசி போட வேண்டும்.

காம்பினேஷன் தடுப்பு ஊசிகள்

தற்போது, ஒன்றுக்கு மேற்பட்ட தடுப்பு மருந்துகள் ஒன்றாகச் சேர்க்கப்பட்டு மருந்து தயாரிப்பாளர்களால் சந்தைப்படுத்தப் படுகின்றன. இதன் பலனாக ஒரே தடவையில் பல வியாதிகளுக்கான

தடுப்பு மருந்தை குழந்தைக்குக் கொடுக்க முடிகிறது. போடப்படும் ஊசிகளின் எண்ணிக்கையும் குறைந்து விடுகிறது. பெற்றோர்களுக்கும் தடுப்பு ஊசிக்காக அடிக்கடி மருத்துவரைப் பார்க்கப் போகும் தேவையும் இல்லாமல் போய் விடுகிறது.

இந்திய குழந்தை மருத்துவ சங்கத்தினரால் பரிந்துரைக்கப்பட்ட குழந்தைகளுக்கான தடுப்பு ஊசி அட்டவணை

போட வேண்டிய காலம்	ஊசியின் பெயர்
பிறந்தவுடன் (24 மணிக்குள்) அல்லது 7 நாட்களுக்குள்	பி.சி.ஜி போலியோ சொட்டு மருந்து ஹெப்படைடிஸ் பி1
6வது வாரம்	முத்தடுப்பு ஊசி 1 போலியோ சொட்டு மருந்து1(அ) போலியோ இஞ்செக்க்ஷன் 1 ஹெப்படைடிஸ் பி2 ஹிப் 1 ரோட்டா வைரஸ் 1 நியூமோகாக்கல் 1
10வது வாரம்	முத்தடுப்பு ஊசி 2 போலியோ சொட்டு மருந்து 2(அ) போலியோஇஞ்செக்க்ஷன் 2 ஹிப் 2 ரோட்டா வைரஸ் 2 நியுமோகாக்கல் 2
14வது வாரம்	முத்தடுப்பு ஊசி 3 போலியோ சொட்டு மருந்து 3(அ) போலியோ இஞ்செக்க்ஷன் 3 ஹிப் 3 ரோட்டா வைரஸ் 3 நியுமோகாக்கல் 3

6வது மாதம்	ஹெப்படைடிஸ் பி3 ஃப்ளுவாக்சின் 1
7வது மாதம்	ஃப்ளுவாக்சின் 2
8வது மாதம்	டைபாய்டு காஞ்சுகேட் ஊசி
9வது மாதம்	எம்.எம்ஆர் 1
12வது மாதம்	ஹெப்படைடிஸ் ஏ 1
15வது மாதம்	எம்எம்ஆர் 2 வேரிசெல்லா 1 நியுமோகாக்கல் ஊக்குவிப்பு
16-18வது மாதம்	முத்தடுப்பு ஊக்குவிப்பு போலியோ சொட்டு மருந்து ஊசி 1 போலியோ இஞ்செக்ஷன் ஊசி 1 ஹிப் ஊக்குவிப்பு 1
18வது மாதம்	ஹெப்படைடிஸ் ஏ2
2வது வயது	டைபாய்டுபாலிசேக்கரைட் ஊசி
4-6வது வயது	முத்தடுப்பு ஊக்குவிப்பு 2 (அ) இரு நோய்த் தடுப்பு எம்எம்ஆர் 3 வேரிசெல்லா 2
9-12வது வயது	இரு நோய்த் தடுப்பு ஊசி ஹச்.பி.வி 2 டோஸ் 6மாத இடைவெளி (அ) 3 டோஸ் 0,1,6 வது மாதம்

நன்றி - IAP IMMUNIZATION GUIDELINES 2018-19

பிரத்தியேகமான ஊசிகள்

கீழே கொடுக்கப்பட்டுள்ள பிரத்தியேக ஊசிகளை மருத்துவரின் ஆலோசனையின் பேரில் தேவைப்பட்டால் போட்டுக்கொள்லளாம்

மெனிங்கோகாக்கல் தடுப்பு ஊசி

ஜப்பானிஸ் மூளைக்காய்ச்சல் தடுப்பு ஊசி

ரேபிஸ்- நாய்க்கடி - தடுப்பு ஊசி

யெல்லோஃபீவர் தடுப்பு ஊசி

காலரா தடுப்பு ஊசி.

குழந்தைக்குத் தடுப்பு ஊசி போடும்போது பெற்றோர் கவனிக்க வேண்டியது.

- போடப் போகும் தடுப்பு ஊசியைப் பற்றி மருத்துவரிடம் விளக்கமாகக் கேளுங்கள்.
- ஊசி போட்டபின் அரை மணி நேரம் மருத்துவமனையில் காத்திருந்த பிறகு, வீட்டுக்கு வரவும். ஏதேனும் உடனடி பக்க விளைவுகள் வருகிறதா என்று கவனித்து விட்டு மருத்துவரின் அனுமதியோடு வரவும்.
- அடுத்த தவணைக்கு வர வேண்டிய தேதியைத் தெரிந்து கொள்ளுங்கள்.
- பக்க விளைவாக லேசான காய்ச்சல், ஊசி போட்ட இடத்தில் வலி, வீக்கம், தொடர்ந்து அழுகை முதலியவைகள் வரலாம்.
- காலம் தவறி தடுப்பு ஊசி போட வேண்டி வந்தால், மருத்துவரின் ஆலோசனையைக் கேளுங்கள்.
- தொடர்ந்து தடுப்பு ஊசி போடாமல் பாதியில் நிறுத்தி இருந்தால் மீண்டும் போட ஆரம்பிக்கும் போது விடுபட்ட தவணை ஊசிகளைப் போட்டால் போதும்.
- குறைமாதக் குழந்தையாக இருந்தாலும் தடுப்பு ஊசியை மருத்துவரின் ஆலோசனையின் பேரில் போட வேண்டும்.
- சாதாரண ஜலதோஷம் போன்ற சிறுசிறு வியாதிகளுக்காகத் தடுப்பு ஊசி போடுவதைத் தள்ளிப்போடக் கூடாது.

15. குழந்தைகளுக்குத் தொற்று நோய்கள் வராமல் இருக்க என்ன செய்யலாம்?

உங்கள் வீட்டில் உள்ள அனைவருக்கும் குறிப்பாக குழந்தைகளுக்குத் தொற்று நோய்கள் வராமல் இருக்க வேண்டும் என்று எண்ணுபவரா நீங்கள்? அப்படியென்றால் கீழ்க்கண்ட கேள்விகளைப் படித்துப்பாருங்கள். அவைகள் அனைத்துக்கும் ஆம் என்று உங்களால் பதில் சொல்ல முடிந்தால், நிச்சயமாக உங்கள் வீட்டில் உள்ளவர்களுக்குத் தொற்று நோய் வரும் வாய்ப்புகள் மிகமிகக் குறைவு என்று சொல்லலாம்.

1. உங்கள் வீட்டில் நவீன கழிப்பறை உள்ளதா? குழந்தைகள் முதல் பெரியவர்கள் வரை அனைவரும் அதை உபயோகிக்கிறார்களா?
2. வீட்டில் சுத்தமான பாதுகாக்கப்பட்ட குடிநீர் உபயோகிக்கிறீர்களா?
3. சுத்தமான உணவுப் பழக்கங்கள் உண்டா?
4. வீட்டில் சேரும் கழிவுப் பொருள்களை அவ்வப்போது சரியான முறையில் அகற்றுகிறீர்களா?
5. உடல் ஆரோக்கியம், சுற்றுப்புற சுகாதாரம் பற்றி அக்கறை உண்டா?

வீட்டில் உள்ள அனைவருக்கும் தொற்றுநோய்கள், கிருமிகளில் இருந்து பாதுகாப்புக் கிடைக்க கீழ்க்கண்ட எளிய முறைகளைக் கையாள வேண்டும். கையாளும் அனைவருக்கும் ஆரோக்கியமான வாழ்க்கை உறுதி என்றே கூறலாம்.

கை கழுவுதல்

சாப்பிடும் முன்னும், சாப்பிட்ட பின்னும் சோப்பு உபயோகித்துக் கை கழுவ வேண்டும். மலம் கழித்த பின் ஆசனவாய் சுத்தம் செய்த பிறகு கட்டாயம் சோப்பு உபயோகித்துக் கை கழுவ வேண்டும். குழந்தைகள் மலம் கழித்த பிறகு சுத்தம் செய்பவர்கள் தங்களுடைய கைகளையும் நன்றாகச் சுத்தம் செய்ய வேண்டும். விரல் சூப்பும் குழந்தைகளுக்கும் அடிக்கடி கைகளைச் சுத்தம் செய்ய வேண்டும்.

நகம் வளர்ப்பதைத் தவிர்க்க வேண்டும். நகத்திற்கு அடியில் கிருமிகள் சேர்ந்து உணவுடன் கலந்து உடலுக்குள் சென்று வியாதியை உண்டு பண்ணும்.

கழிப்பறையை உபயோகித்தல்

'கோயில் இல்லா ஊரில் குடியிருக்க வேண்டாம்' என்பது பழமொழி. 'கழிப்பறை இல்லா வீட்டில் குடியிருக்க வேண்டாம்' என்பது புதுமொழி. வீட்டில் உள்ளவர்களுக்கு வியாதிகள் வரக்கூடாது என்று நினைப்பவர்கள் முதலில் செய்ய வேண்டியது தங்கள் வீட்டில் சுகாதாரமான கழிப்பறையை அமைத்துக் கொள்வதே. கழிப்பறையை உபயோகிக்காமல் திறந்த வெளியில் மலம், சிறுநீர் கழிப்பதனால், அதில் உள்ள கிருமிகள் மற்றவர்களுக்கு எளிதில் பரவி விடும். வீட்டில் உள்ள அனைவரும் கழிப்பறையை உபயோகிப்பதால் வயிற்றுப்போக்கு, மஞ்சள் காமாலை, காலரா, டைபாய்டு முதலிய வியாதிகள் வராமல் தடுக்கலாம். சிறு குழந்தைகளுக்கு இரண்டு வயதிலிருந்தே கழிப்பறையை உபயோகிக்க கற்றுக்கொடுக்க வேண்டும். திறந்த வெளியில் கழிக்கும் மலம் மற்றும் சிறுநீரில் உட்காரும் ஈ, கொசு முதலியன நம் உணவில் உட்காரும் போது வியாதியை உண்டாக்கும் கிருமிகள் உணவில் கலக்கின்றன.

சுத்தமான குடிநீரை உபயோகித்தல்

சுத்தமான குடிநீரை உபயோகிக்கும்போது நீரின் மூலம் பரவும் வியாதிகளைத் தடுக்கலாம். இதற்கு எப்போதும் காய்ச்சி வடிகட்டிய நீரையே குடிக்க வேண்டும். சுத்தமான மூடியிட்ட பாத்திரத்தில் குடிநீரை சேமிக்க வேண்டும். குடிநீரில் கை படாமல் பார்த்துக் கொள்ள வேண்டும். குடிநீரோடு கழிவுநீர் எந்தக் காரணம் கொண்டும் கலக்கக் கூடாது. மிருகங்கள் குடிநீர் நிலைகளை அசுத்தப் படுத்தாமல் பார்த்துக் கொள்ள வேண்டும்.

உணவை சுத்தமாகப் பாதுகாத்தல்

வீட்டில் சமைப்பதற்குத் தேவையான உணவுப் பொருட்களை வாங்கும் போது கவனமாக இருக்க வேண்டும். சுத்தமான கலப்படம் இல்லாத பொருட்களை வாங்குவது நல்லது. சமைத்த உணவை மூடி வைக்க வேண்டும். கூடுமானவரை சமைத்த உடனே சாப்பிட வேண்டும். பழைய உணவை உண்ணாமல் இருப்பது நல்லது. உண்ண வேண்டிய சூழ்நிலை வரும் போது மிகவும் நன்றாக சூடுபடுத்தி (கிருமிகள் அழியும் பொருட்டு) உபயோகிக்கலாம். பாதி சமைத்த இறைச்சி உணவு மிகவும்

ஆபத்தானது. மிருகங்களிலிருந்து மனிதனுக்குப் பரவும் வியாதிக்கிருமிகள் சரியாக வேகாத மாமிசம் மூலம் வேகமாகப் பரவுகிறது.

கழிவுப்பொருட்களை அகற்றுதல்

சமையல் அறைக் கழிவுகள், பழைய கெட்டுப்போன உணவுப் பண்டங்கள், பூஞ்சாணம் அண்டிய உணவுகள் முதலியனவற்றைச் சரியான முறையில் அகற்ற வேண்டும். எரிக்கவோ, மண்ணில் புதைக்கவோ அல்லது இயற்கை எருவாகவோ உபயோகிக்கலாம்.

மேலே சொன்ன ஐந்து எளிய முறைகளைக் கையாண்டால் எந்த விதமான தொற்று நோயும் வராது. ஆரோக்கிய வாழ்க்கை நிச்சயம்.

(இந்திய மருத்துவக் கழக மாத இதழ் 'இமைகள்' ஜனவரி 2004 இதழில் வெளியானது.)

16. முக்கிய நோய் அறிகுறிகள் அவசரம்! அலட்சியம் வேண்டாம்!

குழந்தைகளுக்கு வரும் எல்லாவிதமான நோய்களைப் பற்றியும் ஒவ்வொரு பெற்றோரும் தெரிந்து கொள்ளத் தேவையில்லை. ஆனால் குழந்தைகளுக்கு வரும் வியாதிகளுக்கான முக்கிய அறிகுறிகளைத் தெரிந்து வைத்திருப்பது மிகவும் அவசியம். இல்லையேல் தங்கள் குழந்தைக்குத் தக்க நேரத்தில் மருத்துவம் செய்யத் தவறிவிடுவார்கள். கீழ்க்கண்ட அறிகுறிகளைத் தெரிந்து கொள்ளுங்கள். உங்கள் வீட்டுக் குழந்தைகளுக்கு இம்மாதிரி வரும்போது அலட்சியப்படுத்தாமல், உடனே மருத்துவரிடம் குழந்தையை அழைத்துச் செல்ல வேண்டும்.

- பிறந்தவுடன் உடல் உறுப்புகளின் அமைப்பில் வித்தியாசம் இருக்கும் குழந்தை.
- குறைப்பிரசவத்தில் பிறந்த குழந்தை.
- பிறந்த உடன் வீறீட்டு அழாத குழந்தை.
- பிறந்த குழந்தைக்குக் காய்ச்சல், மூச்சுத் திணறல், உடல் நீலமாக மாறுதல், பால் குடிக்காமல் இருத்தல், கை கால்கள் ஜில்லிட்டுப் போதல், வயிறு வீக்கம், ஆறப்படுத்த முடியாமல் தொடர்ந்து அழுதல், வலிப்பு வருதல்.
- பிறந்ததிலிருந்து முதல் மூன்று மாதங்களுக்குள் அதிகக் காய்ச்சல்.
- பொதுவாகவே காய்ச்சல் 102 டிகிரி பாரன்ஹீட்டுக்கு மேல் தொடர்ந்து இருப்பது.
- மிகுந்த சோர்வு, நினைவு இழந்த நிலை.
- வலிப்பு நோய், நினைவு இன்றி ஒரே பக்கமாக பார்ப்பது, கை கால்கள் அசைவின்றி, உணர்வின்றி இருத்தல்.
- மேல் மூச்சு வாங்குதல், பேசும்போது தொடர்ந்து வாக்கியத்தை முடிக்க முடியாமை, தண்ணீர் போன்ற நீர் ஆகாரங்களை முன்பு போல் குடிக்க இயலாமை, கழுத்தில் உள்ள இரத்தக் குழாய்கள் புடைத்துப் போதல்.
- இருதயத் துடிப்பு வழக்கத்தைவிடவும் அதிகமாகுதல், மூச்சு விடுவதில் சிரமம்.

- தொடர்ந்து இருமல், சளியில் இரத்தம், மார்புக்கூடு சுருங்கி விரிவதில் மாற்றம்.
- கீழே படுக்க விரும்பாமல் உட்கார்ந்து கொண்டே இருப்பது.
- தொடர்ந்து வாந்தி, பேதி, மலத்தில் இரத்தம், அல்லது சளி போன்று கலந்து வருவது, வயிறு வீக்கம்.
- வயிற்றுப் போக்கு அதிகமாகி உடல் நீர்ச்சத்து குறைவதால் வாய் உலர்ந்து, கண்கள் குழி விழுந்து, தலை உச்சி பள்ளமாகி, தோல் வறண்டு போதல்.
- சிறுநீரின் அளவு குறைவது, தொடர்ந்து 12 மணி நேரத்திற்கு மேல் சிறுநீர் கழிக்காமல் இருப்பது.
- சீதபேதி உள்ள குழந்தை விட்டுவிட்டு சமாதானப்படுத்த முடியாமல் வீறிட்டு இரண்டு கால்களையும் தூக்கிக் கொண்டு அழுவது.
- காய்ச்சல் உள்ள குழந்தைக்குத் தோலில் அம்மை போன்ற மாற்றங்கள் உண்டாவது.
- தொடர்ந்து தாங்க முடியாத தலைவலி, திடீரென்று கண் பார்வைக் கோளாறு.
- தொடர்ந்து அடிக்கடி வயிற்று வலி, அடிக்கடி வாந்தி.
- சிறுநீரின் நிறத்தில் மாற்றம். வலியுடன் சிறுநீர் போதல்.
- முகம் வீங்குதல் (கண்களைச் சுற்றி), பாதங்கள், கால்கள், வயிறு வீக்கம்.
- பாம்புக் கடி, தேள் கடி, விஷவண்டுகளின் கடி.
- நாய் மற்றும் மிருகங்களின் கடி.
- காயம்பட்ட இடத்தில் இருந்து இரத்தம் உறையாமல் தொடர்ந்து வருதல்.
- விபத்து நேரிட்டவுடன் காது, மூக்கு, தொண்டயில் இரத்தம் கசிதல்.
- தொடர்ந்து மலச்சிக்கல்.
- தன் குழந்தைக்கு என்னவென்று சொல்லத் தெரியா விட்டாலும் குழந்தையிடம் ஏற்பட்டுள்ள மாறுதல்களை முதலில் அறிபவர் அதன் தாய்தான். எனவே தாய்க்கு தன் குழந்தையின் உடல்நிலை சரியில்லை என்ற எண்ணம் ஏற்பட்ட உடனேயே மருத்துவ உதவியை நாடவேண்டும்.

17. உங்கள் குழந்தையும் செல்லப் பிராணிகளும்

மனிதனுக்கும் விலங்குகளுக்கும் உள்ள தொடர்பு மிகப் பழைமையானது. காட்டு விலங்குகளை வீட்டு விலங்குகளாக மாற்றி, அவைகளைத் தன் உபயோகத்திற்கு மாற்றத் தொடங்கியதிலிருந்தே மனிதன் விலங்குகளைத் தன் நட்பு வட்டத்தில் கொண்டு வந்து விட்டான். அவனுக்கு இன்றியமையாத தோழனாக, பாதுகாப்பாளனாக, துப்பறிபவனாக விலங்குகளும் மாறிவிட்டன. பிராணிகளோடு நெருங்கிப்பழகும் மனிதனுக்கு விலங்குகள் உலகில் உள்ள வியாதிக் கிருமிகளும் தொற்ற ஆரம்பித்தன. இன்றைய நிலைமையில் மனிதனுக்கு வரும் தொற்று நோய்களில் பாதி விலங்குகளிடமிருந்து வருபவைதான். ஆடு, மாடு, பன்றி, நாய், கோழி, குதிரை முயல் என மனிதனின் விலங்கு உலக நண்பர்கள் வட்டம் அதிகமாகிக் கொண்டே போய் இன்று பாம்பு, புலி, சிங்கம் எனக் கொடிய விலங்குகளைக் கூட வீட்டில் வைத்துப் பராமரிக்கும் நிலை வந்து விட்டது.

குழந்தைகளுக்கு எப்போதுமே பிராணிகளின் மீது ஒரு ஈர்ப்பு உண்டு. அதிலும் பிராணிகளின் குட்டிகள் என்றால் சொல்லவே வேண்டியதில்லை. மிக எளிதில் குழந்தைகள் அவைகளோடு பழகி விடுகிறார்கள். விலங்குகளைக் கட்டிபிடித்து, முத்தமிட்டு புரண்டு விளையாடும் அளவுக்கு முன்னேறி விடுகிறார்கள். குழந்தைகள் பிராணிகளை முத்தமிடுவதையும், அவைகள் தங்கள் எச்சில் ஒழுகும் நாக்கால் நக்குவதையும் பார்க்கிறோம். இதில் உள்ள ஆபத்தை சில நேரங்களில் நம்மால் உணர முடிவதில்லை.

மிருகங்களை நெருங்கித் தொட்டுப் பழகும்போது, அவைகளின் உரோமங்களில் உள்ள கிருமிகள் நமக்கும் ஒட்டி விடுகிறது. அவைகளின் மூச்சுக்காற்று, எச்சில், சிறுநீர், சாணம் மற்றும் இரத்தம் முதலியன மூலம் பரவும் கிருமிகள் ஏராளம். சிலர் மிருகங்களை வீட்டிற்குள் வைத்து வளர்க்கிறார்கள். அவைகள் கிச்சன் வரையிலும் கூட உலா வருகின்றன. நம்முடைய குடிநீர், உணவு முதலியன கிருமித்தொற்றுக்கு உட்பட வேண்டியதாகி விடுகிறது. வேறு சிலர் மிருகங்கள் கட்டும் தொழுவத்தில் தானியங்களைச் சேமித்து வைப்பது, அங்கேயே உணவு தயாரித்து உண்பது போன்ற தவறையும் செய்கிறார்கள்.

மிருகங்களிலிருந்து மனிதனுக்கு வரும் நோய்களைப் பார்ப்போமா?

மிக முக்கியமான உயிர்க்கொல்லி நோய் ரேபிஸ் என்னும் நாய்க்கடி நோய். இந்த ரேபிஸ் நோய் நாய்கள் அல்லாமல் பூனை, குரங்கு, பன்றி, குதிரை, மாடு, முயல் போன்றவை கடித்தாலும் வரும். இந்த நோய் வந்தவர்கள் பிழைப்பது கடினம். மிருகங்களின் சிறுநீர், சாணம், பால், இரத்தம் மற்றும் இறைச்சி மூலம் பரவும் சால்மொனெல் லோசிஸ், ஈ கோலை தொற்று போன்றவையும், மிருகங்ளைக் கடிக்கும் கொசு, உண்ணி போன்றவைகள் மனிதனைக் கடிப்பதால் வரும் மலேரியா, டெங்கு, சிக்குன்குனியா, லெப்டோஸ் பைரோசிஸ் போன்றவையும் உலகம் முழுக்க மனித இனத்திற்குப் பெரும் சவாலாக இருக்கின்றன. போதாக்குறைக்கு கிருமிநீக்கம் செய்யப்படாத மிருகங் களின் பால் மூலம் பரவும் வியாதிகள், மிருகங்களின் சிறுநீர் சாணம் முதலியவைகள் ஒட்டிக்கொண்டிருக்கும் காய், பழம், கீரை முதலியவற்றை உண்ணுவதால் உண்டாகும் வியாதிகள் என வரிசைகட்டி நிற்கின்றன. விலங்குகளின் கடி, நகங்களால் பிராண்டி காயம் உண்டு பண்ணுவது, உதைப்பது, கீழே தள்ளுவது போன்றவைகளால் வரும் ஆபத்துக்கள் எப்போதும் உண்டு.

எப்படித் தடுக்கலாம்?

செல்லப்பிராணிகள் நம் வாழ்க்கையோடு கலந்து விட்டதால் அவைகளிடம் இருந்து தொற்றுநோய்க் கிருமிகள் பரவுவதைத் தடுத்தால்தான் நாமும் நம் குழந்தைகளும் ஆரோக்கியமாக வாழ முடியும். குழந்தைகளுக்கு நோய் எதிர்ப்புச் சக்தி குறைவானதால், எளிதில் தொற்றுக் கிருமிகள் பரவி விடுகிறது. இதை எப்படித் தடுக்கலாம்?

1. முதலில் குழந்தைகளுக்கு ஒவ்வொரு மிருகம் பற்றியும் அதன் குணங்கள் பற்றியும் அதனுள் ஒளிந்திருக்கும் ஆபத்து பற்றியும் எடுத்துச் சொல்லுங்கள். எல்லா விலங்குகளும் குட்டியாக இருக்கும் போது குழந்தைகளுக்கு அவைகள் மீது ஈர்ப்பு அதிகம். அவைகள் வளர வளரத்தான் ஆபத்தும் அதிகமாகிறது.

2. உங்கள் மேற்பார்வையில் குழந்தைகளை மிருகங்களோடு தொட்டுப் பழகி விளையாட அனுமதியுங்கள். மிருகங்களைத் தொட்ட பிறகு எக்காரணம் கொண்டும் கைவிரல்களை வாய்க்குள் வைப்பதோ அல்லது சாப்பிடுவதோ தண்ணீர் குடிப்பதோ கூடாது.

3. குழந்தைகள் மிருகங்களை முத்தமிட அனுமதிக்காதீர்கள். மிருகங்களைத் தொட்டுவிட்டு வரும்போதெல்லாம்

கட்டாயம் சோப்பு உபயோகித்து கை கழுவக் கற்றுக் கொடுங்கள்.

4. வீட்டிற்குள் செல்லப் பிராணிகளை அனுமதிக்காதீர்கள். மிருகங்கள் கட்டும் தொழுவத்தில் உணவுத் தானியங்களைச் சேமிப்பது, உணவு தயாரிப்பது, உண்பது போன்றவற்றை செய்யாதீர்கள்.

செல்லப் பிராணிகளை வீட்டில் வளர்ப்பதால் குழந்தைகளுக்கு எந்த நன்மையும் இல்லையா என்று நீங்கள் எண்ணுவது புரிகிறது. நிறைய பயன்களும் உண்டே!

குழந்தைகளுக்கும் வீட்டில் உள்ளவர்களுக்கும் முக்கியமான பொழுது போக்காகவும் விலங்கியல் பற்றிய அடிப்படைக் கல்வியைக் கற்பிக்கவும் உதவுகிறது. குழந்தைகள் எப்போதும் விளையாட்டாக இருப்பதால் உடல் பருமனாக ஆவதும் ஓரளவு தடுக்கப்படுகிறது. குழந்தைகளிடம் சமுதாயத்தில் உள்ளவர்களோடு அனுசரித்துப் பழகும் தன்மையும், பேசும் திறமையும் வளர்கிறது. பெரியவர்கள் ஆன பிறகும் இந்தக் குணம் தொடர்வதால் சமுதாயத்தில் ஒரு நல்ல மனிதன் உருவாக உதவுகிறது. குழந்தைகளுக்குப் பகுத்துண்டு பல்லுயிர் ஓம்பும் திறன் தானாகவே வந்து விடுகிறது. ஒரு செயலைப் பொறுப்பேற்றுக் கொண்டு செயல்படும் திறன் அதிகமாகிறது. மற்றவர்களின் கஷ்டத்தைப் பார்த்து மனம் உருகி உதவும் தன்மையை வளர்க்கிறது. தனிமையில் வாடுபவர் களுக்கு மிகச்சிறந்த தோழன் அவர்கள் வளர்க்கும் செல்லப் பிராணிகள் தான்.

தினம் கொஞ்ச நேரம் உங்கள் செல்லப்பிராணியைக் கொஞ்சி விளையாடிப் பாருங்கள். புத்துணர்வு பீறிடும்! மனச் சோர்வு இருந்த இடம் தெரியாது. ஆனால் அதனுள் மறைந்திருக்கும் ஆபத்தை மனதில் கொண்டு நீங்கள் பழகும் எல்லையை முன்னரே தீர்மானித்துக் கொள்ளுங்கள். உங்கள் வீட்டுக் குழந்தைகளுக்கும் சொல்லிக் கொடுங்கள்.

18. குழந்தை வளர்ப்பில் எதைச் செய்யலாம்? எதைச் செய்யக்கூடாது?

குழந்தை வளர்ப்பு என்பது ஒரு கலை. இயல்பாகவே எல்லாத் தாய்மார்களும் எளிதில் இதைத் தெரிந்து கொள்வார்கள். ஆனாலும் தெரிந்ததைச் செயல்படுத்துவதில் தான் நிறைய இடர்ப்பாடுகள். அறிவியல் ரீதியாகவும் மருத்துவ ரீதியாகவும் மீண்டும் மீண்டும் நிருபணமாக்கப்பட்ட குழந்தை வளர்ப்பு முறைகளைக் கையாண்டால் வியாதிகள் ஏதும் வராமல் எளிதில் குழந்தையை வளர்த்து விடலாம். மாறாக வீட்டில் உள்ளவர்களின் வற்புறுத்தல், அக்கம்பக்கத்தில் உள்ளவர்களின் குறுக்கீடு, இலவச மருத்துவ ஆலோசனை போன்ற காரணங்களால், தங்கள் குழந்தைகளுக்குச் செய்யும் ஒரு சில வேண்டாத செயல்கள் ஆபத்தை உண்டுபண்ணி விடும். அம்மாதிரியான செயல் களைத் தவிர்த்து குழந்தை நேயச்செயல்களைச் செய்தால் குழந்தை தானாகவே நன்றாக வளர்ந்து விடும். சில நேரங்களில் தவறு ஏதும் செய்யாமல் சும்மா இருந்தாலே போதும் என்றாகிவிடும். கீழே தரப்பட்டுள்ள கருத்துக்களை மனதில் கொண்டு செய்ய வேண்டியதைச் செய்து, செய்யக்கூடாததைத் தவிர்த்து செயல்பட்டாலே போதும். உங்களுடைய குழந்தையின் ஆரோக்கியம் உத்திரவாதம்!

- கர்ப்ப காலத்தில் தாய் குங்குமப்பூ சாப்பிட்டால் குழந்தை சிவப்பாகவும், இரும்புச் சத்து மாத்திரைகள் சாப்பிட்டால் கருப்பாகவும் பிறக்கும் என்பது அபத்தம். குழந்தையின் நிறம் அதன் மரபணு சம்பந்தப்பட்டது.
- குழந்தை பிறந்தவுடன் அதன் முதல் ஆகாரம் தாய்ப்பால் மட்டுமே. பசும்பால், பவுடர்பால், சர்க்கரைத் தண்ணீர் முதலியன கூடாது.
- பிறந்தவுடன் குரல் கம்மி கத்தும் குழந்தைக்குக் கழுதைப் பால் புகட்டினால் நன்றாக குரல் வரும் என்பதில் உண்மை இல்லை. பல்வேறு மருத்துவக் காரணங்களால் குரல் கம்மி விடும். உடன் மருத்துவரைப் பார்க்க வேண்டும்.
- இரண்டு வருடங்கள் முடியும் வரை தலைக்கு எண்ணெய் தேய்த்து குளித்தல் தேவையில்லை. கண், காது, மூக்கில் எண்ணெய் விடுதலும் கூடாது.

- குழந்தையைக் குளிப்பாட்டுவதற்கு பிரத்தியேகமாக சம்பள ஆள் வைத்துக் கொண்டு குழந்தை வளர்க்கக் கூடாது. காரணம் அவர்கள் உடலில் உள்ள கிருமிகள் குழந்தைக்குத் தொற்றி விடும்.

- குழந்தையை குளிக்க வைக்கும்போது சளி எடுப்பதாக எண்ணி மூக்குத் துவாரங்களில் ஊதுவதோ, வாயை வைத்து உறிஞ்சி சளி எடுப்பதோ தவறு. நிமோனியா வியாதி வந்து விடும்.

- கண்களில் அழுக்கு சேர்ந்தால் கண் நோய் என்றுதான் அர்த்தம். சூடு என்று அர்த்தமில்லை. உடனே மருத்துவரை அணுகவும்.

- கிரைப்வாட்டர், ஓமவாட்டர், வசம்பு, கசகசா, ஜாதிக்காய், மாசிக்காய், கஷாயம் போன்ற வீட்டு வைத்திய, பாட்டி வைத்திய முறைகள் மிகவும் மிருதுவான குழந்தையின் உடல்நிலைக்கு ஒவ்வாது.

- தொப்புள்கொடி விழுந்தவுடன் புண் ஆற மண், சாணம், புகையிலை, முகப்பவுடர் முதலியன அந்த இடத்தில் வைக்கக் கூடாது.

- தாய்ப்பால் போதுமான அளவு கிடைக்கும் போதே, 4 மாதம் முடிவதற்குள்ளாகவே இணை உணவு ஊட்டக் கூடாது. அதேபோல் 6 மாதத்திற்குப் பிறகும் தாய்ப்பால் மட்டுமே கொடுக்கக் கூடாது. இணை உணவு கட்டாயம்.

- ஒரு மாதத்திற்குப் பிறகு குழந்தைக்குப் பசும்பால் கொடுக்க நேர்ந்தால் தண்ணீர் கலக்காமல் காய்ச்சிக்கொடுக்க வேண்டும். தண்ணீர் கலக்காமல் கொடுத்தால் வயிற்றில் கட்டி வரும் என்பதில் உண்மையில்லை.

- சிலர் மாட்டுப்பாலை காய்ச்சாமல் பச்சைப்பாலாக குழந்தைக்குக் கொடுப்பார்கள். இதனால் மாட்டிற்கு உள்ள வியாதிகள் குழந்தைக்குத் தொற்றும் அபாயம் உண்டு.

- காபி, டீ போன்ற பானங்கள் 5 வயது வரையிலும் தேவையில்லை. பசியைக் குறைத்து விடும்.

- குழந்தைக்கு வியாதி இருக்கும்போதும் மருத்துவர் வேண்டாம் என்று சொன்னாலொழிய எப்போதும் கொடுக்கும் உணவையே கொடுக்கலாம். அளவு கொஞ்சம் குறைவாக, ஆனால் அடிக்கடி கொடுக்க வேண்டும்.

- குழந்தைக்குத் தினமும் குளிக்க ஊற்ற வேண்டும். சில பெற்றோர்கள் வியாதி வந்தவுடன் குளிப்பாட்டுவதை நிறுத்தி விடுகிறார்கள். இது தவறு, குழந்தை சுத்தமாக இருந்தால் கிருமித் தொற்று வருவது குறையும். குறைந்தபட்சம் சுத்தமான டவலைத் வெந்நீரில் நனைத்துத் துடைத்து விட வேண்டும்.
- வயிற்றைச் சுத்தப்படுத்துவதாக நினைத்து சிலர் அடிக்கடி பேதி மருந்தை நாட்டு மருந்துக்கடையில் வாங்கிக் குழந்தைக்குக் கொடுப்பார்கள். வேறு சிலர் குழந்தைக்கு விளக்கெண்ணெய் கொடுப்பார்கள். இது மிகவும் மோசமான பழக்கம். இதனால் குடல் நாளடைவில் சத்துக்களைக் கிரகிக்கும் தன்மையை இழப்பதால் குழந்தைக்கு சத்துக்குறைபாடுகள் வந்து விடும்.
- சிலர் அடிக்கடி குழந்தைகளுக்கு டானிக் வாங்கிக் கொடுக்கிறார்கள் மருத்துவர்கள் தேவையில்லை என்றாலும் கேட்பதில்லை. மீடியாக்களில் வரும் விளம்பரங்களை நம்பி ஹெல்த் டிரிங்க்ஸ், எனர்ஜி டிரிங்க்ஸ் எனப் பணத்தைச் செலவிடுகிறார்கள். குழந்தைக்குத் தேவை எல்லாச் சத்துக்களும் அடங்கிய சரிவிகித உணவுதான் என்றால் சீக்கிரம் உணருவதில்லை. அது நாம் சாப்பிடும் தானியம், பருப்பு வகைகள், எண்ணை, பால், முட்டை, இறைச்சி, காய்கறி, கீரை, பழங்கள் போன்றவைகளில் இருந்தே வந்துவிடும்.
- அடுத்து குழந்தை அழுதால் வயிற்று வலி என்றோ, தலைவலி என்றோ கற்பனை செய்து கொண்டு தங்களுக்குத் தெரிந்த வைத்தியங்களைச் செய்ய ஆரம்பித்து விடுகிறார்கள். இது சில நேரங்களில் ஆபத்தில் போய் முடிகிறது. மொழி கற்றுக் கொள்ளும் வரையிலும் குழந்தைக்குத் தெரிந்த ஒரே மொழி அழுகைதான், தொடர்ந்து ஆறப்படுத்த முடியாமல் அழுதுகொண்டே இருந்தால் மருத்துவரிடம் ஆலோசிப்பது தான் நல்லது.
- ஒரு சிலர், குழந்தை நோய்வாய்ப்பட்டிருக்கும்போது மருத்துவ ஆலோசனையின்றி, தாங்களாகவே மருந்துகளை வாங்கிக் கொடுக்கிறார்கள். சில நேரங்களில் தாராள மனப் பான்மையோடு பக்கத்து வீட்டு குழந்தைக்குக் கூட வைத்தியம் சொல்கிறார்கள். இவர்கள் மிகவும் ஆபத்தானவர்கள். வியாதி முற்றிய நிலையில் மருத்துவரிடம் குழந்தையை எடுத்து

வந்து, தாங்கள் செய்த, சுய மருத்துவத்தை முழுவதும் மறைத்துவிட்டு, ஏதோ அன்றைக்குத்தான் வியாதி வந்தது போல சொல்லி வைத்தியம் கேட்பார்கள். இவர்கள் தங்கள் குழந்தையின் உயிரோடு விளையாடுகிறார்கள் என்பதை மறந்து விடுகிறார்கள்.

- மற்றொரு வகை மனிதர்கள், மருத்துவர் எழுதிக் கொடுத்த மருந்துகள் முழுவதையும் வாங்காமல் அதில் பாதி மட்டும் வாங்குவார்கள். குழந்தைக்குக் கொடுப்பது அதிலும் பாதிதான் இருக்கும். கேட்டால், 'எங்கள் டாக்டர் கைராசி டாக்டர். ஒரு வேளை மருந்து கொடுத்தாலே போதும்' என்பார்கள். இம்மாதிரி அரை வைத்தியம், கால் வைத்தியம் எல்லாம் ஆபத்தில் முடியும். முழு மருந்தும் கொடுத்தால் தான் அந்த வியாதிக்கிருமிகள் முற்றும் அழிக்கப்படும். இல்லையேல் கொஞ்ச நாட்கள் கழித்து முன்பை விட தீவிரமாக அதே வியாதி வந்து விடும்.
- உங்கள் குழந்தைக்கு ஏதேனும் மருந்துக்கு அலர்ஜி வந்திருந்தால் ஒவ்வொருமுறை மருத்துவரைப் பார்க்கச் செல்லும்போதும், முதலிலேயே தவறாமல் அது பற்றித் தெரிவிக்கவும். இந்தத் தகவல் மருத்துவருக்குப் பல வகையில் உதவியாக இருக்கவும், மருத்துவரே கண்டு பிடித்துக் கொள்ளட்டும் என்று சொல்லாமல் இருந்து விடாதீர்கள். சில நேரங்களில் ஆபத்தாக முடிந்து விடும்.
- மாத்திரை சாப்பிடும் வயதில் உள்ள குழந்தைக்கு சிரப் எழுதித் தருமாறு மருத்துவரைக் கேட்காதீர்கள். மாத்திரையாகக் கொடுத்தால் சரியான டோஸ் குழந்தைக்குக் கிடைத்து விடும். செலவும் குறைவு. அதே டோஸ் மருந்தை சிரப்பாகக் கொடுக்கும்போது சுமார் ஐந்து மடங்கு செலவு அதிகமாகும். குடிக்க வேண்டிய மருந்தின் அளவும் அதிகமாக இருக்கும். மேலும் மருத்துவர் சொன்னபடி சரியான அளவு கொடுப்பதில் சிரமம். குழந்தை வாந்தி எடுத்தால் பாதி டோஸ் வேஸ்ட்.
- எக்காரணம் கொண்டும் வாங்கும் எல்லா மருந்துகளையும் குளிர் சாதனப் பெட்டியில் வைத்து உபயோகப்படுத்தாதீர்கள். மருந்து அட்டைப்பெட்டியின் மீது எழுதியிருந்தாலோ அல்லது மருத்துவர் சொல்லியிருந்தால் மட்டுமே மருந்துகளைக் குளிர்சாதனப் பெட்டியில் வைக்கவும். சாதாரணமாக பெரும்பாலான மருந்துகளை அறை வெப்பநிலையில் வைத்து உபயோகிக்கலாம்.

- சில வகை மருந்துகள் உலர்ந்த பவுடராக பாட்டிலில் இருக்கும். பாட்டிலின் மேல் எழுதியுள்ளபடி காய்ச்சி ஆறியதண்ணீரைக் கோடு வரை ஊற்றி நன்றாகக் கலக்கினால் சிரப் ரெடி. ஆனால் இதை ஒரு வாரத்திற்குள் கொடுத்து விட வேண்டும். மீதம் உள்ள மருந்தை எடுத்து வைத்துக் கொண்டு அடுத்த முறை வியாதி வந்தால் கொடுக்கலாம் என்று நினைக்கக் கூடாது. சில மருந்துகள் கூடவே கலக்கும் தண்ணீரையும் கொடுக்கிறார்கள். அதை அப்படியே ஊற்றிக் கொள்ளலாம்.
- சிலர் மருத்துவரின் பழைய மருந்து சீட்டை மருந்துக் கடையில், காண்பித்து அதே மருந்தையே மீண்டும் வாங்கி உபயோகிக்கிறார்கள். மருத்துவர் குழந்தையைப் பரிசோதித்து எழுதிக் கொடுத்த மருந்துகள் அந்த நாளில் இருந்த நோய்க்கு மட்டும்தான் என்ற உண்மையை ஏற்க மாட்டார்கள். ஒரு சிலர் வீட்டில் உள்ள ஒரு குழந்தைக்கு எழுதிக் கொடுத்த மருந்து சீட்டைக் காட்டி மருந்து வாங்கி வேறு குழந்தைக்குக் கொடுப்பார்கள். இவர்கள் எல்லாம் ஆபத்தை வரவழைப்பவர்கள்.
- ஒரு சில குடும்பங்களில் மருத்துவரிடம் குழந்தையை எடுத்து வரும்போது தாத்தா, பாட்டி வருவார்கள். முக்கியமாக வர வேண்டிய தாய் இருக்க மாட்டார். மருத்துவர் சொல்லும் ஆலோசனைகளில் சில மறைக்கப்பட்டு விடும். உதாரணமாக தாய்ப்பாலின் முக்கியத்துவத்தை எவ்வளவு எடுத்து சொன்னாலும் தாய்க்கு அதே அளவு போய்ச் சேராது.

கண்கள் அசைந்து கொண்டிருக்கும்.
கை, கால்கள் அசையும்.
லேசாகச் சத்தம் கேட்டாலே திடுக்கிட்டு எழுந்து விடும்.

அம்மாவின் பேச்சும், அரவணைப்பும் தாய்ப்பாலும் இருந்தால் குழந்தையை இந்தத் தூக்கத்தில் இருந்து முழிக்காமல் பார்த்துக் கொள்ளலாம்.

அதுவே ஆழ்ந்த தூக்க நிலைக்கு போகும் போது,

கைகால்கள் அசைவு இல்லை.
திடுக்கிட்டு எழுந்திருக்காது.
சுவாசம் சீராக இருக்கும்,
கண்கள் அசைந்து கொண்டு இருக்காது.
தொட்டிலில் போடச் சரியான நேரம் இதுதான்.
குழந்தை எப்படி தூங்குகிறது என்று தெரிந்து கொண்டோம்.

குழந்தையை எப்படித் தூங்க வைப்பது

முதலில் குழந்தை தூங்குவதற்குத் தயாரா என்பதைப் பாருங்கள். எப்படி? கொட்டாவி, கண்களைத் தேய்த்தல், வேறு பக்கம் பார்த்தல், தொடர்ந்து கையில் அடங்காமல் சிடுசிடுவென்று கத்துதல், இது போன்ற அறிகுறிகள் இருந்தால் குழந்தை தூங்கத் தயார் ஆகிவிட்டது என்று அர்த்தம். சற்று நேரம் ஆக்டிவ் தூக்கம், பிறகு ஆழ்ந்த தூக்கம். பிறகு தொட்டிலில் தூங்க ரெடி.

ஒவ்வொரு நாளும் குறிப்பிட்ட நேரம் ஆனவுடன் குழந்தையைத் தூங்குவதற்குத் தயார்படுத்த வேண்டும். அதற்கு முன்னதாக படுக்கையைத் தயார் பண்ணிக் கொள்ளவேண்டும். நம் கைகளில் குழந்தையைத் தூங்க வைத்த பிறகு, ஆழ்ந்த தூக்கத்தில் இருக்கும் போது படுக்கையில் மல்லாக்கப் போடலாம். ஒரே படுக்கையில் எல்லோரும் படுக்கக் கூடாது. மற்ற குழந்தைகளுடனும் போடக்கூடாது. ஒரே அறையில் வேண்டுமானால் படுக்க வைத்துக் கொள்ளலாம். குழந்தை படுக்கும் இடத்தில் நிறைய துணிகள், தலையணைகளைப் போட்டு மூச்சுத் திணறல் போன்ற அசம்பாவிதங்களுக்கு வாய்ப்புகளை உண்டுபண்ணக் கூடாது..

இந்த ஆக்டிவ் தூக்கமும் ஆழ்ந்த தூக்கமும் குழந்தைக்கு *30-50* நிமிடங்களுக்கு ஒரு முறை மாறி மாறி வருகிறது. தூக்கத்தில் இருந்து விழிக்கும் போதும், உடனடியாக இயல்பு நிலைக்கு வரமுடிவதில்லை. கண் முழித்தவுடன் சற்று நேரம் அசைவற்று சுற்றிலும் ஒரு நோட்டம். பிறகு பேச்சு, சத்தங்களைக் கூர்ந்து கவனிப்பு. பிறகு யாரும் அருகில் இல்லையென்றால் அழுகை. ஆக இப்படித்தான் குழந்தை தூங்கி எழுகிறது. பிறந்த குழந்தை நாளின் பெரும்பகுதியை தூக்கத்திலேயே

கழிக்கிறது. குழந்தை வளர வளரப் பகல் தூக்கம் கொஞ்சம் கொஞ்சமாக குறைந்து, இரவு நேரத் தூக்கம் அதிகரிக்கிறது. ஆறு மாதம் முடியும்போது குழந்தைக்குத் தூங்குவதில் ஒரு முதிர்ச்சி வந்து விடுகிறது. இரவில் அடிக்கடி அழுகை இல்லை. பத்து மணிக்கு பால் கொடுத்து தூங்க வைத்தால் இரவு முழுவதும் நீண்ட தூக்கம். காலையில் தான் கண் விழிப்பு.

எவ்வளவு நேரம் தூக்கம் தேவை?

பிறந்த குழந்தையாக இருக்கும் போது பெரும்பாலான நேரம் தூக்கத்திலேயே கழிகிறது. ஒரு நாளைக்கு 12-18 மணி நேரம் தூக்கம். மூன்று மாதம் ஆன பிறகு இரவில் தூங்கும் பழக்கம் வருகிறது. ஒரு வயது வரும்போது குழந்தைக்கு 10-12 மணி நேரத் தூக்கமே போதுமாகி விடுகிறது. 5 -10 வயதில் ஒரு நாளைக்கு 10-11 மணி நேரம் தூக்கமும், அதுவே டீன் ஏஜ் வயதினருக்கு 9 மணி தூக்கமும் போதுமென்றாகி விடுகிறது. பெரியவர்களுக்கு 8 மணி நேரமே போதும். வயது அதிகமாகும் போது தூக்க நேரம் குறைந்து விடுகிறது. அதுபோல ரெம், நான்ரெம் தூக்க நிலைகள் பெரியவர்களுக்கு 90 நிமிடங்களுக்கு ஒருமுறை தான் மாறி மாறி வருகிறது.

நல்ல தூக்கம் இல்லாதவர்களுக்கு என்ன பிரச்சினைகள் வரும்?

1. பகலில் தூக்கம்,
2. சிடுசிடுவென எரிந்து விழுதல்.
3. குழந்தையின் நடத்தையில் மாற்றம்
4. படிப்பில் ஆர்வம் இல்லாமை, படிப்பில் பின் தங்குதல்.
5. டீன் ஏஜ் பருவத்தினர்களால் ஏற்படும் சாலை விபத்துக்கள்.
6. தூக்கத்தில் பேசுவது, நடப்பது, அலறியடித்துக் கொண்டு எழுதல், கனவு பயம்.
7. தூங்கப்போகும் நேரமும், எழும் நேரமும் தாறுமாறாக இருக்கும்.

என்ன செய்யலாம்?

குழந்தைக்கு 6 மாதத்திலிருந்தே ஆரோக்கியமான தூக்கம் இருக்கிறதா என்று கண்காணிக்க வேண்டும். குழந்தை தூங்கும் அறையில் உள்ள விளக்குகளை நிறுத்தி விட்டு, இருளுக்கான சூழ்நிலையை உண்டு பண்ன வேண்டும். தூங்கும்போது இருட்டாக இருந்தால் தான் உடலில் தூக்கத்தை தூண்டிவிடும் மெலடோனின் என்ற ஹார்மோன் சுரக்கும். ஒவ்வொரு நாளும் இரவு ஒரு குறிப்பிட்ட நேரத்திற்கு தூங்கப் போவதற்கும், காலையில் குறித்த நேரத்தில் எழுவதற்கும் பழக்கப்படுத்த வேண்டும். இந்த ஆரோக்கியமான தூக்கப் பழக்கம் ஒவ்வொருவருக்கும் கட்டாயம் இருக்க வேண்டும்.

21. காலணிகளும், 1-3 வயது குழந்தையும்

கால் பாதங்களின் வளர்ச்சி

பச்சிளங் குழந்தையாக இருக்கும்போது குழந்தையை வெதுவெதுப்பாக வைத்துக்கொள்ள வேண்டியிருப்பதால் குழந்தைக்கு ஆடைகளோடு காலுறையும், கையுறையும் தேவைப்படுகிறது. பாதங்களை மூடி வெதுவெதுப்பாக வைத்துக்கொள்ள காலுறை கட்டாயமாகி விட்டது. குழந்தையின் இரத்த ஓட்டம் சீரடைந்து, அதன் மிருதுவான தோல் முதிர்ச்சியடைந்து சுற்றுப்புற வெப்பமாற்றங்களைத் தாங்கும் சக்தி வரும் வரையிலும் நாம் குழந்தையைப் பாதுகாக்க வேண்டியுள்ளது. குழந்தை இவ்வுலகத்தை உணர்ந்து, புரிந்து கொள்ளத் தன் ஐம்புலன்களையும் உபயோகப்படுத்திக் கொள்கிறது. அதில் தொடு உணர்ச்சி மிகவும் முக்கியம். தன் கைகளால், பாதங்களால் ஒவ்வொரு பொருளையும் தொட்டு, மூக்கால் நுகர்ந்து, முடிந்தால் வாயில் போட்டு அதன் தன்மையை, உணர்ந்து கொள்கிறது.

எல்லாக் குழந்தைகளும் ஒரு வயது ஆகும் போது குறைந்தபட்சம் நிற்கக் கற்றுக் கொண்டு விடுகின்றன. தன் பிஞ்சுக்கால்களால் இந்த தரையை உணர ஆரம்பிக்கிறது. தத்திதத்தி நடக்க ஆரம்பிக்கும் குழந்தை கடினமான தரையா, வழுவழுப்பானதா, கரடுமுரடானதா, மணல் பாங்கானதா, ஈரமானதா என்ற உணர்வுகளுக்கு ஏற்றவாறு பாதங்களால் அழுத்தம் கொடுக்க அந்த சிக்னல்கள் மூளையில் பதிய கால்களில் உள்ள தசைகள் முக்கியமாகப் பாதங்களில் உள்ள தசைகள் அதற்கேற்ற வாறு வலுவாகிக் கொண்டே வர கொஞ்சம் கொஞ்சமாக தடுமாற்றம் இல்லாமல் நடக்க கற்றுக்கொண்டு விடுகிறது. குழந்தையின் வளர்ச்சியும் சீராக அமைகிறது. இந்த தொடு உணர்ச்சி சிக்னல்கள் மிகவும் முக்கியமானவை. எனவே நடக்கும் பருவத்தில் குழந்தைக்கு ஷூ போட்டு அதைத் தடுக்க வேண்டாம்.

பேபிவாக்கர் தேவையில்லையா?

ஒரு சிலர் குழந்தை தவழ ஆரம்பித்த உடனே வாக்கர் வாங்கி அதில் குழந்தையை உட்கார வைத்து குழந்தை சீக்கிரம் நடந்து விடும் என்று எதிர்பார்க்கின்றார்கள். பெற்றோர்கள் நினைப்பது போல வாக்கர் குழந்தைக்கு நடக்கச் சொல்லிக்கொடுக்காது. உண்மையிலேயே அது குழந்தை நடக்க வேண்டும் என்ற ஆசையை, அதற்கான முயற்சியையே தடுத்து விடும். நடப்பதற்குத் தக்கவாறு எலும்புகள் தசைகள் மற்றும்

குழந்தை வளர்ப்பும் நலனும் 87

நரம்பு மண்டலம் ரெடியாவதற்குள்ளாகவே குழந்தையை வாக்கரில் வைப்பது மிக மிகத் தவறு. கீழே விழுந்து விபத்துக்கள் வரத்தான் வாய்ப்புகள் அதிகம். வாக்கரில் உள்ள குழந்தை மாடிப்படிகளில் தவறி உருண்டு விழுவதைக் கற்பனை செய்து பாருங்கள். உங்களுக்கு அதனுள் அடங்கிய ஆபத்து புரியும்.

உங்களுக்குத் தெரியுமா? வலிமையான, அழகான பாதங்களோடு கூடிய கால்கள் காலணி இல்லாமல் வெறும் காலால் நடப்பவர் களுக்குத்தானாம். அவர்களின் பாதங்களில் உள்ள எலும்புகளால் ஆன வளைவு நன்றாக அமைந்து விடுவதே காரணம். ஆக வளரும் குழந்தையின் காலுக்குச் சிறந்த அணிகலன் வண்ண வண்ணக்கலரில் வரும் காலணி அல்ல. குழந்தையை வெறும் காலோடு, ஆனால் பாதுகாப்பாக நடக்க வைத்து அதன் காலுக்கு வலிமை சேருங்கள். அழகுக் கால்களும் பாதங்களும் அழகு நடையும் தானாக வந்துவிடும்.

அப்படியென்றால் காலணியே தேவையில்லையா என்று நீங்கள் கேட்பது புரிகிறது. ஒரு வயதிற்கு மேல் குழந்தை தானாக எதையும் பிடிக்காமல் நடக்க ஆரம்பித்த பிறகு, மேலே சொன்ன கருத்துக்களை மனதில் வைத்துக்கொண்டு உங்கள் குழந்தைக்குக் காலணி வாங்குங்கள். வாங்கும் காலணி எப்படி இருக்க வேண்டும் தெரியுமா?

குழந்தை நடக்கக் கற்றுக்கொள்வதற்குத் தடையாக இருக்கக் கூடாது.

கால்களைக் கிருமித் தொற்று மற்றும் காயங்கள், விபத்துக் களிலிருந்து காலணி பாதுகாக்க வேண்டும்.

அழகாக இருக்க வேண்டும்.
பாதங்களின் மீது அழுத்தக் கூடாது.
எடை குறைவானதாக இருக்க வேண்டும்.
கடினமாக இருக்கக் கூடாது.

ஷூவின் முன் பகுதி சற்று விரிவாக, வளையும் தன்மையுடன், தாராளமாகக் காற்றுப் புகும்படியும் வேண்டும்.

மேல் பகுதியில் நுண் துளைகள் இருந்தால் கால்கள் எளிதில் ஈரமாகாது. பூஞ்சைக் காளான் பிடிக்காது.

ஷூவின் அடிப்பகுதி தரையில் வழுக்கிக்கொண்டுபோகும்படி இருக்கக்கூடாது. அதேபோல் அதிகமான பிடிப்பும் உண்டாக்கக் கூடாது.

இரண்டு வயதுக்குப் பிறகு போடும் ஷூக்கள் கணுக்காலுக்கு மேல் ஃபிட்டாக வேண்டும். அப்போதுதான் ஓடும்போது கழலாமல் இருக்கும்.

அவை பல் எனாமலைத் தாக்கி சொத்தையை உண்டாக்கி விடுகின்றன. பல்லின் மேல் புறம் முதலில் சிறிய கரும்புள்ளியாகத் தோன்றும் சொத்தை, நாளடைவில் பல்லையே அரித்து விடுகிறது. பல் முளைத்த பிறகும் பாட்டில் பால் குடிக்கும் குழந்தைகளுக்கு, குறிப்பாக பால் பாட்டிலோடு தூங்கும் குழந்தைகளுக்கு சீக்கிரம் சொத்தை வந்து விடுகிறது.

என்ன செய்யலாம்?

குழந்தைக்கு ஒரு வயது ஆனவுடன் பல் மருத்துவரைக் கட்டாயம் ஆலோசனை செய்ய வேண்டும். பல் சொத்தையைத் தடுக்க ஆரம்பத்தில் இருந்தே இனிப்பு வகைகளைக் கட்டுப்படுத்துங்கள். கட்டாயம் பற்களில் ஒட்டிக்கொள்ளும்படியான உணவுகளைக் கொடுக்காதீர்கள். இரண்டு வயது ஆனவுடன் பல் பாதுகாப்பு பற்றி சொல்லிக்கொடுங்கள். மிருதுவான உருண்டையான பிரிஸில்கள் உள்ள டூத் பிரஷை உபயோகிக்கக் கற்றுக்கொடுங்கள். பல் துலக்கும்நேரம் 30 வினாடிகளுக்கும் மேல் தேவையில்லை. குழந்தையின் உணவில் கால்சியம் மற்றும் வைட்டமின் இருக்குமாறு பார்த்துக் கொள்ளுங்கள். குளிர் பானங்களைத் தவிருங்கள். உங்கள் குழந்தைகளுக்கு ஆரோக்கியமான பற்கள் வர உதவி செய்யுங்கள்.

23. உங்கள் குழந்தைக்கு டாய்லெட் பயிற்சி கொடுத்து விட்டீர்களா?

குழந்தை பிறந்ததிலிருந்து ஒரு காலகட்டம் வரை சிறுநீர் போவதும் மலம் கழிப்பதும் அனிச்சைச் செயலாகவே நடக்கிறது. மலக்குடல் நிரம்பியதும் தானாகவே மலம் வெளியே வருகிறது. குழந்தையின் மூளை நரம்பு மண்டலத்தின் கட்டுப்பாட்டுக்குள் இந்த இயக்கங்கள் வருவதில்லை. அடுத்த காலகட்டத்தில் மலம் கழிப்பதும், சிறுநீர் கழிப்பதும் குழந்தையின் விருப்பப்படி இச்சைச் செயலாகத்தான் நடக்கிறது. ஆனாலும் பிறகு கழிக்கலாம் என்று நேரத்தைத்தள்ளிப் போட முடியாது. நினைத்தவுடன் போயாக வேண்டும். மூன்றாவது கால கட்டம் தான் பெரியவர்கள் போல் முழு வளர்ச்சி அடைந்த பருவம். இப்போது மூளை நரம்பு மண்டலத்தின் முழுக்கட்டுப்பாட்டுக்குள் மலக்குடலும் சிறுநீர்ப்பையும் வந்துவிடும். குழந்தை டாய்லெட் போக வேண்டும் என்று நினைத்தால் போகும். இல்லையென்றால் காத்திருந்து தக்க சூழ்நிலை வந்தவுடன் போகும். இப்படி மூன்று நிலைகளாகக் குழந்தையின் நரம்பு மண்டலம் முதிர்ச்சி அடைவதால் அந்தந்தக் கால கட்டத்தில் நாம் குழந்தைக்குத் தக்கவாறு பயிற்சி அளித்தால் மிக எளிதில் குழந்தை இந்த வளர்ச்சிப் படிகளைத் தாண்டி விடும்.

பச்சிளங் குழந்தை நிறைய நேரம் தூங்கிக் கொண்டே இருக்கும். எழுந்தவுடன் அல்லது பால் குடித்தவுடன் மலமும் சிறுநீரும் கழித்து விடும். இது ஓர் அனிச்சைச் செயல். குழந்தை தன்னை அறியாமல் செய்கிறது. இதைத் தாய் சாதகமாகப் பயன்படுத்திக் கொள்ளலாம். ஒவ்வொரு முறை பால் கொடுத்தவுடன் குழந்தை செய்யும் சிக்னல்களை சரியாகப் புரிந்துகொண்டு குழந்தையை டாய்லெட்டுக்கோ இல்லையென்றால் அதற்கென ஒதுக்கப்பட்டுள்ள இடத்திற்கோ எடுத்துச் சென்று நிறுத்தினால் குழந்தை தானாகவே மலம், சிறுநீர் கழித்து விடும். தாய் லேசாக 'ஸ்ஸ்ஸ்' என்று சத்தம் கொடுத்தாலே போதும், ஒரு சில நாட்களில் குழந்தை டாய்லெட் போக எளிதில் கற்றுக் கொண்டு விடும்.

இப்போதெல்லாம் குழந்தைக்கான ஆயத்த ஆடைகளில் ஒன்றாக 'நேப்பீஸ்' எனப்படும் உள்ளாடை எல்லா இடங்களிலும் கிடைக்கிறது. இதை வாங்கி குழந்தையின் இடுப்பில் இருக்கமாகக் கட்டி

மலம் கழிக்க முயற்சிக்கும் போதுதான் ஆசனவாய் விரிவடைந்து மலம் போகும். எக்காரணம் கொண்டும் குழந்தையை நிற்க வைத்துக்கொண்டு பழக்கப்படுத்தாதீர்கள். மிருகங்கள் மட்டும்தான் நின்றவாக்கில் மலம் கழிப்பதற்கு ஏதுவாக அதன் உடலமைப்பு உள்ளது. குழந்தை நின்று கொண்டு முக்கும்போது இன்னும் கொஞ்சம் ஆசனவாய் மூடிக்கொள்ளுமே ஒழிய திறக்காது. நாளடைவில் குழந்தைக்கும் டாய்லெட் பயமும் போய் விடும். இதில் முக்கியமாகக் கவனிக்க வேண்டிய விஷயம் என்னவென்றால், குழந்தைக்கு ஏதாவது ஆகாரம் கொடுத்த பிறகுதான் டாய்லெட் போகப் பழக்க வேண்டும். காரணம் வயிற்றுக்குள் ஆகாரம் போனவுடன் ஆசனவாய் விரிவடைந்து மலம் போக வேண்டும் என்ற உணர்வு வந்து விடும். இதற்கு GASTROCOLIC REFLEX என்று சொல்வார்கள். இந்த ரிஃப்லெக்ஸ்சை உபயோகப்படுத்திக் கொள்ளவேண்டும்.

ஆக மூன்று வயதுக்குப் பிறகும் ஒரு குழந்தை சுய கட்டுப்பாடு இன்றி சிறுநீர் கழித்துக் கொண்டு இருந்தால், அதன் உள்ளாடை எப்பொழுதும் ஈரமாக இருந்தால் அல்லது இரவில் படுக்கையில் சிறுநீர் கழித்துக்கொண்டு இருந்தால் உடனே மருத்துவரைப் பார்க்க வேண்டும். வீட்டில் உள்ள பெரியவர்களே இதைப்பழக்க முறையில் சரிசெய்ய முயற்சிக்கலாம். உதாரணமாக இரண்டு மணிக்கு ஒரு முறை சிறுநீர் கழிக்கச் சொல்ல வேண்டும். கொஞ்சம் கொஞ்சமாக இரண்டு மணி என்பதை இரண்டரை மணி, மூன்று மணி என்று நீட்டித்துக் கொள்ள வேண்டும். இரவில் தூங்கப்போகும் முன் சிறுநீர் கழிக்கச் சொல்ல வேண்டும். இரவில் பெரியவர்கள் கண் விழித்தால் குழந்தையையும் எழுப்பி சிறுநீர் கழிக்கச் செய்ய வேண்டும். குழந்தை இரவு முழுவதும் சிறுநீர் கழிக்காமல் இருந்தால் அதைப் பாராட்டி ஊக்குவிக்க வேண்டும். இப்படிப் பழக்கியே பெரும்பாலான குழந்தைகளைச் சரி செய்து விடலாம். இவை எதுவும் எடுபடவில்லை, தொடர்ந்து கட்டுப்பாடு இன்றி சிறுநீர் கழிக்கும் குழந்தைகளைத் தக்க மருத்துவரிடம் அழைத்துச் சென்று அதற்கான சிறப்பு சிகிச்சையைச் செய்ய வேண்டும்.

(இந்திய மருத்துவக் கழகம் 'இமைகள்' இதழ் மார்ச் 2004-இல் வெளிவந்தது)

24. என் குழந்தை இன்னும் பேசவில்லையே!

குழந்தை எப்படிப் பேச ஆரம்பிக்கிறது?

குழந்தை பிறந்தவுடன் இந்த உலகில் உயிர் பிழைத்து வாழ வேண்டுமே. அதற்காகத் தன் ஐம்புலன்களையும் உபயோகித்து இந்த உலகைத் தெரிந்து கொள்ள முயற்சித்து இந்த உலகத்தோடு தொடர்பு ஏற்படுத்திக் கொள்ளுகிறது. தாய்ப்பால் கொடுத்துக் கொண்டிருக்கும் போதே அம்மாவின் முகத்தைப் பார்த்து சிரிக்கிறதே. அதுதான் குழந்தையின் முதல் முயற்சி. மொழி கற்றுக்கொள்ளும் வரையிலும் அர்த்தமில்லாத சத்தங்களைக் கொண்டே அம்மாவிடம் பேசும். அம்மாவும் அந்தப் பேச்சின் அர்த்தம் புரிந்து திருப்பிப் பேச, அம்மாவைத் தொடர்ந்து தன் தொடர்பில் வைத்துக் கொள்ளக் கற்றுக் கொள்கிறது. பிறகு கொஞ்சம் கொஞ்சமாகத் தன்னைச் சுற்றியுள்ளவர் களோடும் பேச வீட்டில் உள்ளவர்கள் அனைவரும் குழந்தையின் தொடர்பு எல்லைக்குள் வந்து விடுகிறார்கள். அனைவருக்கும் ஆனந்தம், மாதங்கள் ஆகஆக நீங்கள் பேசும் ஒவ்வொரு வார்த்தையையும் உள்வாங்கி, மூளையில் பதிய வைத்துக் கொண்டு, பிறகு மீண்டும் அந்த வார்த்தையைப் பேச முயற்சிக்கிறது.

பேச்சும் மொழியும்

பிறந்தவுடன் அர்த்தமில்லாத சத்தங்களாக இருந்த 'பேச்சு', குழந்தையின் சிரிப்பும், உடல் அசைவும் அதனுடன் சேர, அர்த்தமுள்ள ஓசையாக மாறி விடுகிறது. வீட்டில் உள்ளவர்கள் பேசும் தாய்மொழி வார்த்தைகள் ஒவ்வொன்றாகக் குழந்தையின் மூளையில் பதிந்து, திரும்பிப் பேச முயன்று, வெற்றிகரமாக நிறைய வார்த்தைகளைக் கையாளும் திறமை வரும்போது குழந்தையும் ஒரு மொழியைக் கற்றுக் கொண்டு விடுகிறது.

இங்கு நாம் ஒன்றைத் தெளிவாகத் தெரிந்து கொள்ள வேண்டும். பேச்சு வேறு. மொழி வேறு. இரண்டுக்கும் நிறைய வித்தியாசங்கள். பேச்சு என்பது சத்தத்தை வேறு வேறு விதமாகப் புத்திசாலித்தனமாக உண்டுபண்ணித் தகவலைத் தெரிவிப்பது. மொழிக்கு ஒரு அங்கீகரிக்கப் பட்ட கட்டமைப்பு, எழுத்து, ஓசை, இலக்கணம் என்று வரையறைகள் உள்ளன. பேச்சு, மொழியாக மாற வேண்டும். பெற்றோர்கள் என்ன மொழி பேசுகிறார்களோ அந்த மொழியை குழந்தை எளிதில்

கற்றுக்கொண்டு விடுகிறது. தாய்மொழியைக் கற்றுக்கொள்வது எளிது தானே! இவையெல்லாம் இயற்கையிலேயே வர வேண்டும், வந்தும் விடுகிறது.

வளர்ச்சிப்படிகள்

குழந்தை பேசக் கற்றுக்கொள்ளும்போது என்னென்ன வளர்ச்சிப் படிகள் இருக்கிறது தெரியுமா?

3 மாதத்திற்குள்	சத்தம் கேட்டு திடுக்கிடுவது முகம் பார்த்து சிரித்தல், அம்மா பேசிக்கொண்டிருந்தால் அமைதி, இல்லையேல் அழுகை
4-6 மாதங்கள்	சத்தம் வரும் திசை நோக்கி கண் திரும்புகிறது. சத்தம் போட்டுச் சிரித்தல், இசையைக் கவனிக்க ஆரம்பித்தல்
7-12 மாதங்கள்	சத்தம் வரும் திசை நோக்கித் தலை திரும்புகிறது. டாடா, பை, பை, பேசும் போது கூர்ந்து கவனித்தல், ஒரு, ஒரு வார்த்தை பேசுதல், அம்மா, அப்பா, தாத்தா, பாட்டி
1-2 வயது	இரண்டு வார்த்தை சேர்த்து பேசுதல். கண், காது, மூக்கு என உடலின் பாகங்களைத் தெரிந்து கொள்வது. எளிய கட்டளைகளைப் புரிந்து கொள்ளுதல்.
2-3 வயது	2-3 வார்த்தைகளைச் சேர்த்துப் பேசுதல்.
3-4 வயது	4 வார்த்தைகளுக்கு மேல் சேர்த்துப் பேசுதல்
4-5 வயது	கதை சொல்லக் கற்றுக்கொள்கிறது. இலக்கண சுத்தமாகப் பேசுதல்.

எங்கே குறைபாடு

இந்த வளர்ச்சிப்படிகள் எல்லாம் சரியாக வரும் போது கவலை எதுவும் தேவையில்லை. குழந்தை உங்களின் குரலை அதில் பொதிந்துள்ள அர்த்தத்தோடு உள்வாங்கி மூளையில் பதிய வைத்துக்கொண்டு, பிறகு திருப்பிப் பேசுகிறது. இப்படிப் பேசும் குழந்தைக்குக் காது, காதிலிருந்து ஒலி அலைகளை மூளைக்கு எடுத்துச் செல்லும் நரம்புகள், மூளையின்பேச்சுப் பகுதி, மூளையிலிருந்து கட்டளைகளை எடுத்து வரும் நரம்பு, கட்டளைகளை ஏற்று அதற்குத் தகுந்த ஒலி அலைகளை உருவாக்கும் குரல்வளை, வாய், நாக்கு, தொண்டையில் உள்ள தசைகள் எல்லாம் நன்றாக இருப்பதாக

அர்த்தம். இந்தப் பேச்சு மெக்கானிசத்தில் எந்த இடத்தில் பாதிப்பு வந்தாலும் குழந்தையின் பேச்சு தடைபட்டு விடுகிறது.

மருத்துவ ஆலோசனை எப்போது?

குழந்தை பிறந்ததிலிருந்து ஒவ்வொரு வளர்ச்சிப் படிகளையும் வெற்றிகரமாகத் தாண்டி வருகிறாள்/ன் என்றாலே பேசுவதில் தாமதமோ, அல்லது குறைபாடோ வராது. அதற்கு மாறாக வளர்ச்சிப்படிகள் சரியாக வரவில்லை என்றால், நாம் உடனடியாக மருத்துவப் பரிசோதனைக்கு குழந்தையை எடுத்துச் செல்ல வேண்டும். தாமதமாகப் பேசும் குழந்தைகள் அல்லது பேச்சு வராத குழந்தைகள் பெரும்பாலும் காது கேளாதவர்களாகவும் இருப்பார்கள். அல்லது மூளை வளர்ச்சி குன்றியவர்களாகவோ, அல்லது மூளை நரம்பு நோயால் பாதிக்கப்பட்டவர்களாகவோ இருக்கலாம். அரிதாக ஒரு சில குடும்பங்களில் மரபு வழியாக குழந்தைகள் சற்று தாமதமாகப் பேசுவார்கள். அம்மாதிரி குடும்பமாக இருந்தாலும் மருத்துவ ஆலோசனையில் உறுதிப்படுத்திக் கொள்ள வேண்டும்.

25. படுக்கையில் உள்ளாடையில் சிறுநீர் கழிக்கும் குழந்தையா?

ஒருநாள் ஒரு பத்து வயது சிறுவனை அவனுடைய பெற்றோர்கள் அழைத்து வந்தனர். அந்தச் சிறுவனிடம் பேச்சுக் கொடுத்துப் பார்த்தேன். குனிந்த தலைநிமிராமல் பதில் சொல்லிக் கொண்டிருந்தான். இரவு பகல் எந்நேரமும் சிறுநீர் போய்க்கொண்டு இருப்பதால் ஈரமான உள்ளாடை களோடு இருந்தான். வீட்டிலும் வெளியிலும் கிண்டலுக்கும் கேலிக்கும் ஆட்பட்டு கொஞ்சம் தன்னம்பிக்கை இழந்தவனாகவும் இருந்தான். இம்மாதிரி குழந்தைகள் எல்லோருக்கும் அறிமுகமாகி இருப்பார்கள். இந்தப் பிரச்சினை பற்றிய புரிதலையும் பெற்றோர்கள் எப்போது விழிப்புடன் இருக்க வேண்டும் என்பது பற்றியும் இப்போது பார்ப்போம்.

பிறந்ததிலிருந்து கட்டுப்பாடு இன்றி சிறுநீர் கழித்து வந்த குழந்தை 3 வயது ஆகும் போது சூழ்நிலை சரியாக இருக்கும்போது சிறுநீர் கழிக்கவும், இல்லையென்றால் அடக்கி வைத்துக் கொண்டு பிறகு கழிக்கவும் கற்றுக் கொண்டு விடுகிறது. பிறக்கும் போது அனிச்சைச் செயலாக இருந்த சிறுநீர் கழித்தல் குழந்தை வளர வளர அதன் சுய கட்டுப்பாட்டுக்குள் வந்து இச்சைச் செயலாக மாறிவிடுகிறது. இந்தத் திறன் முழுமையாக முதிர்ச்சி அடையாதபோது அவ்வப்போது உள்ளாடைகள் ஈரமாகி விடுகின்றன. அடிக்கடி கழிப்பறையில் நுழைவதற்குள்ளாகவே சிறுநீர் போய் விடுகிறது. பெரும்பாலான குழந்தைகளுக்கு ஐந்து வயது வரும்போது படுக்கையிலோ அல்லது உள்ளாடையிலோ சிறுநீர் கழிக்கும் பழக்கம் அறவே இருக்காது. ஒரு முழுக்கட்டுப்பாடு வந்துவிடும். ஆக, ஒரு குழந்தைக்கு ஐந்து வயதுக்குப் பிறகும் இப்பழக்கம் இருந்தால் தான் நாம் விழித்துகொண்டு உடனடி மருத்துவரை நாட வேண்டும்.

பெட் வெட்டிங் என்று சொல்லப்படும் இந்தப் பழக்கம் உள்ளவர் களில் சிலர் இரவில் படுக்கையில் மட்டும் சிறுநீர் போவார்கள். சிலருக்குப் பகலில் மட்டும் தான் இப்பிரச்சினை, வேறு சிலருக்குப் பகல் இரவு எந்நேரமும் இந்தப் பிரச்சினை என வெவ்வேறு வகைகள் உண்டு. ஆண் குழந்தைகளுக்குச் சற்று அதிகமாகவும், பெண் குழந்தை களுக்குக் கம்மியாகவும் காணப்படுகிறது. ஒரு சில குடும்பங்களில் பரம்பரைக் குணமாகவும் இந்தக் கட்டுப்பாடற்று சிறுநீர் கழிக்கும்

பழக்கம் வரும். இரட்டைக் குழந்தைகளில் ஒருத்தருக்கு இருந்தால் மற்றவருக்கும் காணப்படும்.

பெரும்பாலான குழந்தைகள் பிறந்ததிலிருந்தே இம்மாதிரி கட்டுப்பாடற்று பகல், இரவு எந்நேரமும் சிறுநீர் கழிக்கும். மூன்றிலிருந்து ஐந்து வயதுக்குள் நார்மலுக்கு வரவில்லை என்றால் இதை பிரைமரி என்று சொல்லலாம். இன்னுமொரு பிரிவுக் குழந்தைகள் குறைந்தது ஒரு வருடமாவது நார்மலாக இருந்துவிட்டு அதற்குப் பிறகுதான் இந்த படுக்கையில் சிறுநீர் கழிக்கும் பழக்கத்திற்கு ஆளாகிறார்கள். இந்த இரண்டாம் வகையை செகண்டரி என்பர். நிறைய பேருக்கு இவர்கள் இருக்கும் சூழ்நிலை மன அழுத்தம் கொடுக்கக் கூடியதாக இருக்கும்.

எப்படி இருப்பினும் குழந்தை 5 வயதாகியும் சிறுநீர் கட்டுப்பாடில்லாமல் கழிக்கும்போது நாம் ஒரு முறை மருத்துவரை அணுகி, குழந்தைக்குப் பிறவியிலேயே சிறுநீர்ப்பாதை மற்றும் சிறுநீர்ப்பை முதலிய உள் உறுப்புகளில் கோளாறு எதுவும் இல்லை என்பதை உறுதிப்படுத்திக் கொள்ள வேண்டும். உள் உறுப்புகள் எல்லாம் சரியாக இருக்கும்போது நீங்கள் சற்று தொடர்ந்து முயற்சி எடுத்தால் உங்கள் குழந்தை நார்மலாகி விடும்.

இதற்கு பெற்றோர் என்ன செய்யலாம்?

1. எக்காரணம் கொண்டும் அவமானப்படும்படி பேசுவதோ அல்லது தண்டிப்பதோ கூடாது.
2. காப்பி, டீ அறவே கூடாது.
3. மலச்சிக்கல் இருக்கக் கூடாது. தினம் மலம் போகும் பழக்கத்தை முறைப்படுத்துங்கள்.
4. இரவு 8 மணிக்குள் சாப்பிட வைத்து விடுங்கள்.
5. படுக்கப் போவதுக்கு முன் சிறுநீர் கழித்துவிட்டு படுக்கப் போகச் சொல்லுங்கள்.
6. தூங்கிய பிறகு ஒரு 2 மணி நேரம் கழித்து எழுப்பிவிட்டு, சிறுநீர் கழித்த பிறகு மீண்டும் தூங்கச் சொல்லவும்.
7. இரவில் பெரியவர்கள் எழுந்திருக்கும்போது, குழந்தையையும் எழுப்பி விட்டு சிறுநீர் கழிக்கச் செய்யுங்கள்.
8. ஒரு நாள் இரவு சிறுநீர் போகாமல் இருந்தால் குழந்தையை மனதாரப் பாராட்டுங்கள். ஒரு வாரம் முழுக்க இரவில் படுக்கையில் சிறுநீர் போகாமல் இருந்தால் பரிசு அளியுங்கள்.

ஒரு மாத காலண்டரில் ஒவ்வொரு நாட்களையும் குறித்துக் கொண்டு குழந்தைக்கு அவ்வப்போது சிறுசிறு பரிசுகள் கொடுத்து ஊக்குவியுங்கள்.

9. பகலில் மட்டும் தான் உள்ளாடையில் அடிக்கடி சிறுநீர் கழிக்கும் குழந்தை என்றால் குழந்தைக்கு கொஞ்சம் சிறுநீரை அடக்கிப், பிறகு போகப் பழக்குங்கள். முதலில் ஒரு மணி நேரம் அடக்கிக் கொள்ள கற்றுக் கொண்டால், பிறகு அந்த நேரத்தை ஒன்றரை மணி நேரமாக மாற்றுங்கள். ஒரு சில வாரங்களில் குழந்தை கற்றுக் கொள்வார்கள்.

மேலே சொன்ன குறிப்புகளை மனதில் கொண்டு குழந்தையைப் பழக்கினால், வெற்றி உங்களுக்குத்தான்! உங்கள் குழந்தையும் ஒரு வாழ்க்கைக் கல்வியைக் கற்றுக்கொண்டுவிடும்!

26. குழந்தையும் தொலைக்காட்சியும்

தொலைக்காட்சி வேண்டாத விருந்தாளியா?

இன்றைய உலகில் தொலைக்காட்சி நம்முடைய குடும்பத்தில் ஓர் உறுப்பினராக எல்லோராலும் அங்கீகரிக்கப்பட்டு வீட்டு வரவேற்பு அறையிலும் நிரந்தர இடம் பிடித்துக்கொண்டு விட்டது. தொலைக் காட்சி இல்லாமல் நம்முடைய அன்றாட வாழ்க்கைச் சக்கரமே சுற்ற மாட்டேன் என்கிறது. டிவியே வீட்டில் வேண்டாம் என்ற முடிவை நம்மால் எடுக்க முடியவில்லை. குழந்தையை சுண்டி இழுக்கும் ஒரே சாதனம் டிவிதான். சாதாரணமாக குழந்தைகள் வீட்டில் உள்ளவர் களுடன் கலந்துரையாடி, விளையாடி, விவாதித்துப்பழகி வாழ்க்கையின் ஆரம்பப் பாடங்களைக் கற்றுக்கொள்கிறார்கள். தொலைக்காட்சி வந்த பிறகு இந்தப் பழக்கத்திற்கு எல்லாம் வாய்ப்பு குறைந்து விட்டது. இன்றைய குழந்தைகள் பெற்றோர்களிடம் கற்றுக்கொள்வதை விடவும் வெளி உலகத்தில் இருந்துதான் நிறைய விஷயங்களைக் கற்றுக்கொள் கிறார்கள். வெளி உலகத்தின் தாக்கத்தில் முக்கியப் பங்கு டிவிக்கு உண்டு. டிவி குழந்தையின் வளர்ச்சிக்கு உதவ முடியுமா அல்லது ஊறு விளைவிக்க முடியுமா என்பதைப் பற்றிப் பார்ப்போம்.

இரண்டிலிருந்து ஐந்து வயது வரை உள்ள வீட்டிலிருக்கும் குழந்தைகள் ஒரு வாரத்திற்கு சராசரியாக 20 லிருந்து 30 மணி நேரம் டெலிவிஷன் பார்க்கிறார்கள். இன்றைய தாய்மார்களில் சிலர் டிவியை குழந்தையை ஆறப்படுத்தும் செவிலித்தாயாகக் கூட உபயோகப் படுத்துகிறார்கள். குழந்தைக்கு சோறு ஊட்ட வேண்டும் என்றால் இருக்கவே இருக்கிறது டிவி. டிவியின் முன்னால் குழந்தையை உட்காரவைத்து சாப்பிட வைத்தால் அம்மா திருப்திப்படும் வரை எளிதில் வாயில் திணித்து விடலாம். இதுவே பழக்கமாகி டிவியின் முன்னால் தான் எல்லா வேளை சாப்பாடும் என்ற நிலை வந்து விடும். நாளா வட்டத்தில் குழந்தையும் குண்டாகி ஆங்கிலத்தில் 'COUCH POTATO' என்று சொல்வார்களே, அந்த நிலைக்கு வந்துவிடும். டிவி வந்த பிறகு குழந்தைக்கு ஆடி, ஓடி, விளையாடி உடலை உரமேற்றி ஆரோக்கியமாக வைத்துக்கொள்ள வாய்ப்பு இல்லாமல் போய் விட்டது. டிவியில் வரும் நிகழ்ச்சிகள் விளையாட்டு சினிமா என எல்லாவற்றையும் பார்க்கும் குழந்தைக்கு, நேரடி பங்கேற்பு என்பதே இல்லாமல் குழந்தைப் பருவமே கனவும் கற்பனையுமாக ஆகி விடுகிறது. அதனால் இளம் பருவத்திலேயே உடல் பருமனாகி

முதுமையில் வரும் வியாதிகள் எல்லாம் இளம் பிராயத்திலேயே எட்டிப் பார்க்கிறது.

குழந்தைகளுக்கு என்று தயாரிக்கப்பட்ட தொலைக்காட்சி நிகழ்ச்சிகளைப் பார்க்கும் குழந்தைகள் தாங்கள் குறிப்பிட்ட சூழ்நிலையில் எப்படி நடந்து கொள்ள வேண்டும், எப்படி ஆடை அணிய வேண்டும், எப்படிப் பழக வேண்டும் என்பனவற்றை மிக எளிதில் இந்தத் தொலைக்காட்சிக் கற்றுக்கொடுத்து விடுகிறது. உலகத்தின் எந்த மூலையிலும் நடக்கும் நிகழ்ச்சிகளையும் அவ்வப்போது தெரிந்து கொள்வதால் பொது அறிவு வளர வாய்ப்புகள் அதிகமாகிறது. குழந்தைகளின் சுய அறிவு வளர்ச்சிக்கு இது மிகவும் உதவுகிறது. தொலைக்காட்சி மூலம் மழலையர் கல்வி பயின்ற மழலைகள் மற்றவர்களை விடவும் நன்றாக படிப்பதாக ஆராய்ச்சிகள் சொல்லுகின்றன. டிவியின் மூலம் வரும் கல்வி ஒளிபரப்புகள் அதில் ஆர்வம் உள்ள குழந்தைகளுக்கு மிகவும் உதவியாக இருக்கின்றன. வரலாறு, அறிவியல், கணிதம் என்று எந்தப் பாடத்தையும் எளிதில் கற்றுக் கொடுத்து விடலாம். ஒரு மணி நேரம் விவரித்துச் சொல்லும் பாடத்தை ஒரு சில நிமிட காட்சி அமைப்பால் எளிதில் புரிய வைக்க முடியும். ஆனால் என்ன தான் நேர்த்தியாக அமைக்கப்பட்ட பாடமாக இருந்தாலும் செயல்முறைப் பயிற்சி இல்லாததால் டிவியை முழுமையான கல்வி கற்பிக்கும் சாதனமாக உபயோகிக்க முடிவதில்லை.

தொலைக்காட்சி குழந்தையின் மன வளர்ச்சிக்கு கேடு விளைவிக்கும் ஒரு முக்கிய சாதனமாக அமைந்து விடுகிறது. வன்முறை என்ற விஷ வித்தை மனதில் விதைப்பதில் பெரும்பங்கு வகிக்கிறது. வன்முறை, பாலியல் கொடுமைகள், கொலை, கொள்ளை, வாகன விபத்துக்கள் விதம்விதமான துப்பாக்கிகளை வைத்துக்கொண்டு போடும் சண்டைக் காட்சிகள் என்று தினம் தினம் ஏராளமான வன்முறைக்காட்சிகளை நம் குழந்தைகள் பார்த்துக்கொண்டு இருக்கிறார்கள். நாமெல்லாம் குழந்தைகளுக்கு மிகவும் ஏற்ற சேனல் என்று எண்ணிக்கொண்டு இருக்கும் கார்ட்டூன் சானலில்தான் அதிகமாக துப்பாக்கிச் சண்டைகள் வாகன மோதல்கள் காண்பிக்கப்படுகிறது. ஒரே வித்தியாசம் என்னவென்றால் நிஜ மனிதர்கள் இல்லாமல் பொம்மைகள் பங்கேற்கின்றன. வன்முறைக் காட்சிகள் நிறைந்த நிகழ்ச்சிகளைத் தொடர்ந்து பார்த்துக் கொண்டிருக்கும் குழந்தைகளின் மனநிலை மாறுவதால் அவர்கள் சமுதாயத்தில் வன்முறையாளர்களாக மாறுவதற்கான வாய்ப்புகள் அதிகமாகி விடுகிறது. வன்முறைக்கு முடிவு வன்முறைதான். பழிக்குப் பழி- என்ற எண்ணம் மேலோங்குவதால் மற்ற வழிகளான சகிப்புத்தன்மை,

பொறுமை, பேச்சுவார்த்தை போன்றவைகளுக்கு இடமற்றுப் போய் விடுகிறது. தன் வயது ஒத்த மற்றவர்களுடன் பகைமை எண்ணத்தை தூண்டி, அவர்களோடு சண்டையிட்டு, தங்கள் பராக்கிரமத்தைக் காட்ட வேண்டும் என்ற எண்னம் மேலோங்குவதால் வன்முறை ஏற்படுகிறது. இந்த உண்மை பல உளவியல் ஆராய்ச்சியாளர்களால் உறுதிப்படுத்தப் பட்டுள்ளது. மீண்டும் மீண்டும் அடிதடி, குத்து, வெட்டு, கொலை, கொள்ளை, கற்பழிப்பு, இரத்தக் களரியான காட்சிகள், பாதிக்கப் பட்டவர்களின் ஓலக்குரல் இவைகளையெல்லாம் பார்க்கும் குழந்தைகளுக்கு மனசும் நாளாவட்டத்தில் மரத்துப்போய்விடுகிறது. இதனால் சமூகத்தில் ஒரு வன்முறை நடக்கும்போது அதைப் போய் தடுக்க முயற்சிப்பதோ, சம்பந்தப்பட்டவர்களை விலக்கி விட வேண்டும் என்று நினைப்பதோ அல்லது அதில் பாதிக்கப்பட்டவர் களுக்கு உடனடியாக உதவ வேண்டும் என்ற எண்ணமோ இவர்களுக்கு வருவதில்லை. வன்முறை மனித வாழ்க்கையின் ஒரு அங்கம் என்று எண்ணி விடுகிறார்கள். இதற்கு நேர் மாறான பாதிப்பையும் வன்முறைக் காட்சிகள் ஏற்படுத்தலாம். இந்த மாதிரி குழந்தைகளுக்கு இந்த உலகம் வன்முறையால் நிறைந்தது, பாதுகாப்பானது அல்ல என்ற பய உணர்வு மேலோங்கி இருக்கும். இவ்வுலகில் வாழ்வதே கடினம் என்ற எண்ணம் வந்து விடும். பாருங்கள்! டிவியில் வன்முறைக் காட்சிகள் குழந்தைகளை எப்படி எல்லாம் பாதிக்கிறது என்று!

தினம் தினம் பாலியல் உணர்வுகளைத் தூண்டுகிற காட்சிகள் ஏராளமாக ஒளிபரப்பப்படுகின்றன. இதைப் பார்க்கும் குழந்தைகளின், குறிப்பாக விடலைப் பருவத்தினரின் மனசு பலவகையிலும் பாதிக்கப் படுகிறது. அவர்களின் இயற்கையான பாலியல் வளர்ச்சி பாதிக்கப்பட்டு, பிஞ்சிலே பழுத்து, அதனால் வாழ்க்கையைத் தொலைத்தவர்களாகலாம்: இல்லையென்றால் பாலியல் வக்கிர எண்ணங்கள் உருவாகி சமுதாயத்திற்கு வேண்டாத மனிதனாக உருவாகலாம். அல்லது கீழ்த் தரமான வார்த்தைகளைக் கூச்சமின்றி உபயோகிக்கக் கூடியவராகலாம். இம்மாதிரிக் காட்சிகளைப் பார்க்கும் குழந்தைகள், பயம், டென்ஷன், அவமானம், குற்ற உணர்வு ஆகியவைகளால் பாதிக்கப்பட்டு வாழ்க்கையை வெறுத்து நிற்பார்கள். இந்தப் பாதிப்புக்கு உள்ளாகும் குழந்தைகள் பெரும்பாலும் பிரச்சினைகள் நிறைந்த குடும்பத்தில் இருந்து வந்திருப்பார்கள். அல்லது அவர்களே இந்த உலகின் வக்கிர பாலியல் உணர்வு உள்ளவர்களால் பாதிக்கப்பட்டவராக இருப்பார்கள்.

அடுத்து குழந்தைகளைக் கவரும் முக்கியமான விஷயம் தொலைக்காட்சிகளில் வரும் விளம்பரங்கள். ஓரிரு நிமிடங்களே வந்தாலும் திரும்பத் திரும்ப ஒளிபரப்புவதால் அவைகளின் தாக்கம்

குழந்தைகளின் மேல் அதிகம் உள்ளது. விளம்பரத்தை விரும்பாத குழந்தைகளே இல்லை எனலாம். இந்த விளம்பரங்களைப் பார்க்கும் குழந்தைகள் அவரவர்களின் வீட்டில் அந்த விளம்பரப் பொருளுக்கு விற்பனைப் பிரதிநிதிகளாகவே ஆகி விடுகிறார்கள். அவர்கள் பெற்றோரிடம் போராடி எப்படியாவது அந்தப் பொருளை வாங்க வைத்து விடுகிறார்கள். இதனால் சில குடும்பங்களில் வருமானத்திற்கும் மீறி செலவு செய்யவேண்டி உள்ளது. இப்போதெல்லாம் டிவியில் அதிகமாக உடனடியாகச் சாப்பிடக்கூடிய பொருட்கள்- பாஸ்ட்புட்ஸ்- குளிர்பானங்கள், ஆரோக்கிய பானங்கள் பற்றிய விளம்பரங்கள் வருகின்றன. இவ்வகை உணவுகள் பெரும்பாலும் சத்துள்ள சரிவிகித உணவாக இல்லாமல் இருப்பதால் குழந்தைகளின் ஆரோக்கியம் பாதிக்கப்படுகிறது. குழந்தைகளை விடவும் பெற்றோர்களே இவ்வகை விளம்பரங்களால் பெரிதும் ஈர்க்கப்பட்டு தங்களின் பணத்தையும் இழந்து, தங்களின் குழந்தைகளின் ஆரோக்கியத்துக்கும் கேடு விளைவிக்கிறார்கள். தொலைக்காட்சி விளம்பரம் ஒரு வியாபர உத்தி என்ற உண்மை பலருக்குத் தெரிவதில்லை. நிறைய விளையாட்டு ஒளிபரப்புகள் சிகரெட் மற்றும் மது வகைகள் தயாரிப்பு நிறுவனங்களால் ஸ்பான்ஸர் செய்யப்படுகின்றன. இவைகளைப் பார்க்கும் குழந்தை களுக்கு இம்மாதிரி பொருட்களை உபயோகித்தால் நாமும் அந்த விளையாட்டு வீரர்களைப் போல் வரலாம் என்ற தப்பான எண்ணம் ஏற்படுகிறது.

இதுவரை டிவியினால் ஏற்படும் விளைவுகளைப் பார்த்தோம். இதில் குழந்தைகளுக்குக் கெடுதல் ஏற்படும் விஷயங்கள் நிறைய இருந்தாலும் நல்ல விஷயங்களும் ஒளிபரப்பப்படுகிறது என்பதுதான் உண்மை. டிவியும் நம்மை விட்டு பிரிக்க முடியாமல் நம் வாழ்க்கையோடு பின்னிப்பிணைந்து விட்டது. எனவே இதை நம் குழந்தைகளுக்குச் சாதகமாக எப்படி மாற்றிக் கொள்ளலாம் என்று பார்ப்போம்.

1. டிவி பார்ப்பதை ஒரு குடும்ப நிகழ்ச்சியாக மாற்றிப் பாருங்கள். அதாவது குடும்பத்தில் உள்ள எல்லோரும் குழந்தைகள் உள்பட உட்கார்ந்து பாருங்கள்.
2. ஒரு நாளைக்கு எத்தனை மணி நேரம் டிவி பார்ப்பது, என்ன மாதிரியான நிகழ்ச்சிகளைப் பார்ப்பது என்பதை முன்னரே தீர்மானியுங்கள்.
3. டிவி பார்க்க உங்கள் குழந்தைகளை அனுமதிப்பதால் உங்கள் குழந்தைகளின் படிப்பு, விளையாட்டு, மற்றவர்களோடு கலந்துரையாடுதல் போன்ற முக்கிய செயல்களுக்கு நேரமில்லாமல் போகக்கூடாது.

4. டிவியில் வரும் நிகழ்ச்சிகள் உங்கள் குழந்தைகளோடு விவாதிக்க நிறைய தலைப்புகளைக் கொடுக்கிறது. ஒவ்வொன்றின் நல்லது கெட்டதை எடுத்துச் சொல்லுங்கள். நடைமுறை வாழ்க்கையில் இருந்து எப்படி வேறுபடுகிறது என்பதை தெளிவுபடுத்துங்கள்.

5. பெரும்பாலான நிகழ்ச்சிகள் கற்பனையானவை என்பதை உணர வையுங்கள். டிவியில் வரும் நிகழ்ச்சிகள், சீரியல்கள் முதலியவைகளைத் தயாரிப்பது ஒரு தொழில் என்பதைத் தெளிவுபடுத்துங்கள். இதில் யாருக்கு லாபம், யாருக்கு நஷ்டம் என்பதைக் கூறுங்கள். வன்முறைக்காட்சிகளைத் தவிருங்கள். மீறிப் பார்க்க நேர்ந்தால் வன்முறையால் பாதிக்கப்பட்டவர்களுக்கு ஏற்படும் கஷ்டத்தைச் சொல்லுங்கள்.

6. டிவியில் வரும் எல்லாவற்றையும் முன்னுதாரணமாக எடுத்துக் கொள்ள முடியாது என்பதையும் அது அந்த நிகழ்ச்சி தயாரிப்பவரின் தனிக்கருத்து என்பதையும் தெளிவுபடுத்துங்கள்.

7. குழந்தைகள் கையில் ரிமோட்டை வைத்துக்கொண்டு ஒவ்வொரு சானலாக மாற்றி மாற்றிப் பார்க்க அனுமதிக்கா தீர்கள். குழந்தைகள் ஒரு சில நிகழ்ச்சிகளைப் பார்க்க அனுமதிக்காமல் இருக்கும் போது ஏன் அனுமதி இல்லை என்பதை சொல்லுங்கள்.

8. குழந்தைகளைத் தனியாக டிவி பார்க்க அனுமதிக்காதீர்கள். குழந்தைகளின் படுக்கை அறையில் டிவி வேண்டாம். ஓய்வு நேரத்தைச் செலவழிக்க டிவி பார்ப்பது நல்லது அல்ல என்று சொல்லுங்கள். விளையாட்டு நல்ல பொழுதுபோக்கு என்றும் அதனால் உடலும் உள்ளமும் வளம்பெறும் என்றும் கூறுங்கள்.

9. உங்கள் ஊர் கேபிள் ஆப்பரேட்டரிடம் சொல்லி குழந்தைகள் மனதைப் பாதிக்கும் சானல் நிகழ்ச்சிகளை ஒளிபரப்பாமல் இருக்கச் சொல்லுங்கள். டிவி நிகழ்ச்சிகளின் தரம் உயர உங்கள் கருத்துக்களை அவ்வப்போது உரியவர்களுக்கு உரியமுறையில் தெரிவியுங்கள்.

(இந்திய மருத்துவக்கழக 'இமைகள்' மாத இதழ் நவம்பர் 2004-இல் வெளிவந்தது.)

27. அடம் பிடிக்கும் குழந்தையைக் கையாள்வது எப்படி?

நீங்கள் ஒரு வணிக வளாகத்தில் உள்ள கடைக்குச் சென்று பொருள் வாங்கிக் கொண்டு இருக்கிறீர்கள். முன்னால் ஒரு பெற்றோர் தங்கள் 3 வயது குழந்தையுடன் கடையில் உள்ள பொருட்களை எடுத்து கூடையில் போட்டுக் கொண்டிருக்கின்றனர். குழந்தை கடையில் உள்ள ஒரு பொம்மையைப் பார்த்து வேண்டும் என்று பிடிவாதமாகக் கேட்கிறது. பெற்றோர்கள் வேண்டாம், நம் வீட்டிலேயே நிறைய இருக்கிறது என்று சொல்லிக்கொண்டே நகரும்போது, குழந்தையால் இந்த ஏமாற்றத்தை தாங்க முடியவில்லை. கீழே விழுந்து புரண்டு, கத்தி ஆர்ப்பாட்டம் பண்ணுகிறது. கடையில் கூடியிருக்கும் மக்களின் முன்னால் பெற்றோருக்கு அவமானமாகிறது. கூடிய கூட்டத்தில் உள்ளவர்களில் ஒரு சிலர், குழந்தையின் இந்த சின்ன ஆசையைக்கூட நிறைவேற்ற மனசில்லாத கொடூரமான பெற்றோராக இவர்களைப் பார்க்கிறார்கள். மற்றவர்கள் குழந்தையை வளர்க்கத் தெரியாமல் வளர்த்திருக்கின்றார்களே என்று பெற்றவர்களை ஏளனமாகப் பார்க்கிறார்கள். வேறு வழியின்றி குழந்தை கேட்ட பொருளை வாங்கிக் கொடுத்து விடுகின்றனர். குழந்தைக்கு மகிழ்ச்சி, கேட்ட பொம்மை கிடைத்து விட்டது என்று. அதை விட மகிழ்ச்சி பெற்றோரை வழிக்கு கொண்டு வர ஒரு வழி கற்றுக் கொண்டு விட்டோம் என்று. பெற்றோருக்கும் நிம்மதி. கேட்டதை வாங்கிக் கொடுத்து விட்டால் குழந்தை சமர்த்தாக நடந்துகொள்ளும் என்று.

அதே வணிக வளாகம்,வேறு ஒரு கடையில், ஒரு குழந்தை அடம் பிடித்து, அந்தக் கடையில் உள்ள சாமான்களை உதைத்துத் தள்ளுகிறது. அவமானத்தால் கூனிக்குறுகிய பெற்றோர் சாரி, சாரி என்று சொல்லிக் கொண்டே குழந்தைக்கு ஓங்கி ஒரு அடி கொடுத்து சர்க்கஸ் ரிங்க் மாஸ்டர் போல அடக்கி விடுகிறார்கள். பில்லுக்குப் பணம் கொடுக்கும்போது உடைந்த சாமான்களுக்கும் சேர்த்துக் கொடுக்க வேண்டியதாகிறது. அடிபட்ட குழந்தையோ அடுத்த வாய்ப்புக்காகத் தயாராகிறதே தவிரப் பெற்றோரின் பேச்சைக் கேட்டதாகத் தெரியவில்லை.

இப்படி அடம் பிடிக்கும் குழந்தைகளை அவர்களின் பெற்றோர்கள் கையாண்ட விதம் சரியா?

பொதுவாகக் குழந்தைகளுக்கு ஒரு வயது ஆன பிறகுதான் இந்த குணம் வெளியில் தென்படுகிறது. இதற்கான காரணங்கள் நிறைய.

முதலில் தென்படுவது குழந்தையின் பர்சனாலிட்டி என்று சொல்லப்படும் ஆளுமைதான். அமைதியான, எளிதில் இருக்கும் சூழ்நிலையோடு ஒத்துப்போகும் குழந்தைகளுக்கு அடம் வராது. இதற்கு நேர்மாறான ஆக்டிவான, ஆர்ப்பாட்டமான இருக்கிற சூழ்நிலையைத் தன் கட்டுப்பாட்டுக்குள் கொண்டுவர வேண்டும் என்று தீர்மானமான எண்ணம் கொண்ட குழந்தைகள்தான் பெரும்பாலும் அடம் பிடிக்கும். வீட்டில் மிலிட்டரி ரூல் போடும் பெற்றோர்களுக்கு உள்ள இரண்டு குழந்தைகளில், முதல் குழந்தை அமைதியான பர்சனாலிட்டியுடன் வளரும்போது பெற்றோர்களால் எந்தப் பிரச்சினையும் இல்லை. அதே சட்ட திட்டங்கள் எதிர்மறையான பர்சனாலிட்டியுடன் வளரும் இரண்டாவது குழந்தையிடம் எடுபடாமல் போய்விடுகிறது.

மிகவும் கட்டுப்பாட்டோடு சட்டதிட்டங்கள் போட்டு குழந்தையை தாம் என்னியவாறு வளர்க்க வேண்டும் என்று நினைக்கும் பர்பெக்ஷனிஸ்ட் பெற்றோருக்கும் தன்னுடைய சக்தியைக் காட்ட வேண்டும். மற்றவர்களின் கவனத்தை தன் பக்கம் திருப்ப வேண்டும். இருக்கிற சூழ்நிலையைத் தான்தான் ஆள வேண்டும் என்ற எண்ணத்துடன் வளரும் குழந்தையின் பர்சனாலிட்டிக்கும் ஒத்து வராதபோது இயற்கையாகவே அடம் பிடித்தாக வேண்டிய கட்டாயம் குழந்தைக்கு வந்து விடுகிறது. அடம் பிடித்தால் கேட்டது கிடைக்கும் என்று தெரிந்து விட்டால், தினம் தினம் அடம்தான். சில குழந்தைகள் அடம் பிடித்து அழும் போது உச்சத்தில் ஒரு சில நிமிடங்கள் நினைவிழந்து மூர்ச்சையாகி விடும். பார்க்கும் பெற்றோரும் பயந்து விடுவார்கள். இதை BREATH HOLDING என்று சொல்வோம். ஒரு முறை இம்மாதிரி பார்த்துவிட்டால் அந்தப் பெற்றோர்கள் குழந்தை எது கேட்டாலும் உடனே கொடுத்து விடுவார்கள். பிறகென்ன! குழந்தையின் ஆட்சிதான் வீட்டில்!.

சில பெற்றோர்கள் வீட்டிற்கு வரும் நட்பு, உறவுகளிடம் தங்கள் குழந்தையின் பராக்கிரமத்தைச் சொல்லுகிறேன் பேர்வழி என்று அவன் அடம் பிடிக்கும் விதத்தைப் பெருமையாகச் சொல்ல, அதைக் கவனமாகக் கேட்கும் குழந்தையும் மிக எளிதாக பெற்றோரின் கவனத்தை ஈர்த்து அவர்களை வெறுப்பேற்றும் டெக்னிக்கையும் உறுதிப்படுத்திக் கொண்டு பக்காவாகச் செய்ய ஆரம்பித்து விடுகிறது. வளரும் குழந்தை தான் கற்றுக்கொண்ட திறமைகளை பரீட்சித்துப் பார்க்கவேண்டும் என்று நினைக்கிறது. ஆனால் நாமோ 'அடிபட்டு விடும்டா, விலை அதிகமான பொருள்டா கண்ணா, கீழே விழுந்துடுவடா. டயம் ஆகும்டா நான் வந்து செய்றேண்டா' என்று குழந்தையைக் கொஞ்சி, அதன் ஆர்வத்தை ஆரம்பத்திலேயே கிள்ளி விட்டு, வேண்டாம் என்று

தடை போடும்போது பெற்றோரின் ஆளுமையை எதிர்க்கும் குழந்தைக்கு அடம்தான் ஒரே வழியாகத் தெரிகிறது.

பெற்றோர்கள் அனைவரும், குழந்தைகள் தங்கள் பேச்சைக் கேட்க வேண்டும் என்று நினைக்கிறார்கள். ஆனால் அவர்கள் வளரும் விதமே வேறு, அவர்கள் உங்கள் பேச்சை, அறிவுரையைக் கேட்பதை விட உங்களை மிகவும் உன்னிப்பாகக் கவனித்து நீங்கள் ஒவ்வொரு சூழ்நிலையிலும் எவ்வாறு நடக்கிறீர்கள் என்று பார்த்துதான் வளர்கிறார்கள். இங்கே உபதேசம் எல்லாம் உனக்குதான், நான் எப்படி வேண்டுமானாலும் இருப்பேன் என்பது செல்லாது. நீங்கள் உங்கள் கோபத்தை எப்படிக் காட்டுகிறீர்களோ அப்படியே அவர்களும் இமிடேட் செய்கிறார்கள்.

வேறு சில குடும்பங்களில் குழந்தைகளை அளவுக்கு மீறிய பாதுகாப்புடன் பொத்திப்பொத்தி வளர்ப்பார்கள். இவைகளை விரும்பாத குழந்தைகள் அடம் பிடிப்பதை ஒரு ஆயுதமாகக் கையில் எடுத்துக் கொள்ளுகிறார்கள். சில நேரங்களில், பாதுகாப்பற்ற நிலைமையை உணரும்போதும் குழந்தைகள் அடம் பிடிக்க ஆரம்பித்து விடும்.

இம்மாதிரி குழந்தைகளை எப்படி வழிக்குக் கொண்டு வருவது?

பின்னாளில் இக்குழந்தை எப்படி வருவானோ? வருவாளோ? என்ற கவலையுடன் நிறைய பெற்றோர்களைப் பார்க்கலாம். இந்தக் குழந்தைகளை வழிக்குக் கொண்டு வருவது கடினமான காரியம் இல்லை.

பெற்றோர்கள் மற்றும் வீட்டில் உள்ள அனைவரும் கொஞ்ச காலம் தங்கள் பாசத்தையெல்லாம் மனசுக்குள்ளே வைத்துகொள்ள வேண்டும். வெளியில் காண்பிக்கக் கூடாது. குழந்தை அடம் பிடிக்கும் போது எதுவும் ரீயாக்ட் செய்யாதீர்கள். ஒன்றும் நடக்காதது போல் இருங்கள். அடம் முடிந்து இயல்பு நிலைக்கு வரும் வரை பொறுமையாக இருங்கள். குழந்தையைக் கண்டிக்கவோ, தண்டிக்கவோ செய்யாதீர்கள். அமைதியாக இருந்து விடுங்கள். அடம் முடிந்தவுடன் குழந்தையிடம் தெளிவாக ஆனால் கண்டிப்பாக ஏன் வாங்கிக் கொடுக்கவில்லை என்று சொல்லுங்கள். ஆனால் குழந்தைக்குப் புரிய வைக்கிறேன் என்று குழந்தையை எடுத்துக் கொஞ்ச வேண்டாம். எதற்காக அடம் பிடிக்கிறதோ அந்தப் பொருளை எந்தக் காரணம் கொண்டும் வாங்கிக் கொடுத்து விடாதீர்கள். கேட்பது நியாயமாகத் தெரிந்தாலும் குழந்தை அடம் இல்லாதபோது கொடுங்கள். உடனே கொடுத்துப் பழக்கினால் அடம் பிடித்தால் தான் கிடைக்கும் என்று எண்ணம் வந்து விடும்.

வீட்டில் உள்ளவர்கள் அனைவரும் ஒரே அளவுகோலை உபயோகியுங்கள்.. ஒருத்தர் கண்டிப்புடனும் மற்றவர் செல்லமாகவும் இருந்தால் எந்த உபயோகமும் கிடையாது. யாரிடம் சென்றால் கேட்பது கிடைத்து விடும் என்று தெரியும். மேலும் வீட்டில் யாருடைய அதிகாரம் ஓங்கியுள்ளது என்றும் எளிதில் கணித்து விடும்.

ஆரம்பத்தில் இருந்தே குழந்தையை ஏமாற்றத்தைத் தாங்கும் மனப்பான்மையுடன் வளர்க்க முயற்சியுங்கள். கொஞ்சம் அழுதாலும் பரவாயில்லை என்று எண்ணத் தொடங்குங்கள். மற்ற குழந்தைகளுடன் விளையாட அனுமதியுங்கள். விளையாட்டில் வெற்றி தோல்வி சகஜம் என்ற எண்ணம் தோன்றட்டும். விளையாட்டில் தோல்வியை ஏற்றுக்கொள்ளும் குழந்தை மற்ற நேரங்களிலும் தோல்வியைத் தாங்கும் மனப்பான்மையுடன் வளர்ந்து விடும்.

இந்த அடம் பிடிக்கும் குணத்தைக் கடுமையாக எடுத்துக் கொள்ளாமல் குழந்தையின் மன வளர்ச்சியில் ஒரு கட்டம்தான் என்று கருதி, குழந்தையுடனான உங்கள் அணுகுமுறையை மாற்றிக் கொள்ளுங்கள். குழந்தை நன்றாக வளரும் சூழ்நிலையை அமைத்துக் கொடுங்கள்.

28. அய்யோ பாவம் குழந்தையை எப்படி வளர்த்திருக்கிறார்கள். பாருங்களேன்!

தங்களின் செல்லக் குழந்தை பொது இடத்தில் மற்றவர்கள் முன்னிலையில் எப்படி நடந்து கொள்ள வேண்டும் என்று தெரியாமல் அடம் பண்ணி அழுது புரளும் போதும், வயதுக்கு ஏற்றச் செயலைச் செய்யாமல், பெற்றோர்களை மவுனமாக்கித் தலை குனிவுத் தருணங்களை உண்டுபண்ணும் போதும், நிறைய பெற்றோர்கள் மேற்கண்ட பேச்சை சுற்றிலும் இருப்பவர்களிடம் இருந்து நிச்சயம் கேட்டிருப்பார்கள். எங்கே தாங்கள் தப்பு செய்தோம் என்று கண்டறிந்து மாற்றிக் கொண்டு நல்ல முறையில் வளர்க்கலாம் என்று முடிவு எடுத்து செயல்படுத்துவதற்குள் காலம் கடந்து போய் விடும்.

குழந்தையின் நடத்தை நல்லவையாக இல்லாத போதும், சுற்றியுள்ளவர்களைக் கையாளும் விதம் மாறும்போதும், அவர்கள் விரும்பத்தகாதவாறு நடக்கும்போதும், தான் நினைத்ததை அடைய தன்னையோ, பிறரையோ வருத்திக் கொள்ளுமாறு செய்யும் போதும், அந்தக் குழந்தையின் வளர்ப்பு சரியில்லை என்றுதான் சொல்ல வேண்டியுள்ளது.

சிறு வயதில் இருந்து ஒவ்வோரு விஷயத்திலும் செல்லம் கொடுத்துக் கொடுத்து, குழந்தைக்குத் தேவையானதை விட ஆசைப் பட்டதையெல்லாம் வாங்கிக் கொடுக்கும் தாராள பிரபுக்களாக, பெற்றோர்கள் இருக்கும்போது வளரும் குழந்தைகளும் பின்னாளில் மிகவும் பாதிக்கப்பட்டவர்களாகி விடுகிறார்கள். இம்மாதிரி குழந்தைகளை SPOILED CHILD என்று கூறுவார்கள்.

இம்மாதிரி SPOILED / சரியாக வளர்க்கப்படாத குழந்தையை எப்படிக் கண்டு கொள்வது?

இது முற்றிலும் குழந்தையின் மனவியல், மனவளர்ச்சி, வளர்ப்புமுறை, பழக்கம், நடத்தை சம்பந்தப்பட்ட விஷயம். குழந்தைக்கு *2-3* வயது ஆனபிறகுதான் கண்டு கொள்ளலாம். அதற்கு முன்னரே கண்டுபிடிக்க முயலாதீர்கள்.

பெற்றோர்களின் பேச்சுக்கு மரியாதை இருக்காது. இல்லை, கிடையாது போன்ற வார்த்தைகள் அர்த்தம் இல்லாமல் போய் விடும். ஒவ்வோரு முறையும் பெற்றோர்கள் கெஞ்ச வேண்டி வரும். அடம்,

அழுகை, கீழே விழுந்து புரண்டு அடுத்தவர்களின் கவனத்தை ஈர்ப்பது என்ற ஆயுதங்களைப் பிரயோகிக்க ஆரம்பித்து விடுவார்கள். கேட்டது கிடைக்கும்வரை ஒரு பிரளயமே நடக்கும். இப்பொழுதே, இந்த நிமிஷமே, நான் கேட்டபடியே கொடு என்பார்கள். கொடுத்தால்தான் அமைதி திரும்பும்.

நமக்குத்தான் இந்த கார் பொம்மை இருக்கிறதே, இன்னொன்றை அண்ணனுக்கு கொடுத்து விடலாமா என்று சொன்னால் கொடுக்க மாட்டார்கள். (NO SHARING) தன்னிடம் உள்ளதோடும் திருப்திப்பட மாட்டார்கள். அந்த இரண்டாவது பொம்மையும் தனக்குத்தான் என்பார்கள் (GREEDY). அதிகமான சுயநலம் தலை தூக்கும், எல்லோரும் தனக்குத்தான் முதலில் செய்ய வேண்டும். தன்னைச் சுற்றித்தான் இந்த உலகமே சுழல வேண்டும் என்பார்கள். இந்தக் களேபரத்தில் சில வீடுகளில் இன்னும் ஆண் குழந்தை, பெண் குழந்தை என்ற வேறுபாடு வேறு இருக்கும்.

சாக்லேட் கொடுத்தால் தான் அழுகை நிற்கும். பாக்கெட் மணி கொடுத்தால் தான் பள்ளிக்கூடம் போவார்கள். லஞ்சம் கொடுத்துதான் அன்றாட வேலையை வாங்க முடியும். நண்பர்களுடனோ அல்லது பள்ளியிலோ சிறுசிறு பிரச்சினைகள் ஏற்பட்டாலும் பெற்றோர்களின் உதவி இல்லாமல் சமாளிக்கவோ அல்லது தீர்க்கவோ தெரியாது. இதனால் மற்றக் குழந்தைகளுக்குப் பிடிக்காமல் போகலாம். இவர்களும் தங்கள் மனநிலையோடு ஒத்துப்போகும் நண்பர்களுடன் பழக்கமாகி விடுவார்கள்.

தேவைக்கும் ஆசைக்கும் வித்தியாசம் தெரியாமல் ஆசைப்பட்ட தெல்லாம் வேண்டும் என்பார்கள். உழைப்பின் அருமையும், பொருளின் மதிப்பும் தெரியாமல் வளருவார்கள்.

ஏமாற்றம், தோல்விகளைத் தாங்கும் மனசு இருக்காது. வெற்றியும் தோல்வியும் மாறக்கூடியது என்பதும் தெரியாது. ஒரு கூட்டு முயற்சியில் வெற்றி பெறும்போது தன்னால் தான் அந்த வெற்றி என்பார்கள். அதுவே தோல்வியில் முடியும்போது மற்றவர்கள்தான் காரணம் என்று பொறுப்பிலிருந்து கழண்டு கொள்வார்கள்.

வீட்டில் தனியாக இருக்க முடியாது. அடிக்கடி 'போர்' அடிக்கிறது என்று சொல்லுவார்கள். தனியாக எந்த வேலையையும் நிறைவாகச் செய்யவும் தெரியாது.

மற்றவர்களை மதிப்பது கிடையாது, தனக்கிருக்கும் உரிமை மற்றவர்களுக்கும் உண்டு என்பதை மறந்து விடுவார்கள். எப்போதும்

சுற்றியுள்ளவர்களைத் தன் கட்டுப்பாட்டுக்குள் கொண்டு வர முயலுவார்கள்.

ஆக மேலே சொன்ன குணாதிசயங்களுடன் 2-3 வயதுக்கு மேல் விடலைப் பருவம் வரையிலும் யாரைப் பார்த்தாலும் அவர்கள் SPOILED CHILD அல்லது சரியாக வளர்க்கப்படாத குழந்தை என்றுதான் கூற வேண்டும்.

இவைகளுக்கு எல்லாம் மூல காரணம் எது என்று பார்த்தால் தாராளமனதுடன் இருக்கும் பெற்றோர்கள்தான் முதல் காரணம். இவர்களிடம் எல்லாவற்றுக்கும் ஒகே, டபுள் ஓகே தான், குழந்தை ஒரு பென்சில் கேட்டால் ஒரு டஜன் கிடைக்கும். இன்னுமொருவகைப் பெற்றோர்கள் குழந்தைகளைக் கண்டு கொள்ளாமல் தங்கள் வேலை, ஆபீஸ் என்று அவசர வாழ்க்கையில் குழந்தைகளோடு பேசவோ, பழகவோ, நேரம் இல்லாதவர்கள். ஒரு நாளைக்கு ஒரு மணி நேரம் கூட குவாலிட்டி டைம் செலவிட முடியாதவர்கள் இவர்கள். இம்மாதிரி தாராள மனப்பான்மை, அல்லது ஒருவித புறக்கணிப்பு (NEGLECT) சூழ்நிலையில் வளரும் குழந்தைகளுக்கு பின்னாளில் தடம் மாறும் வாய்ப்புகள் வந்து விடுகின்றன.

இம்மாதிரி குழந்தையின் நடத்தை மாறுவதற்கு என்று பிரத்தியேகமான மரபணு ஏதும் இல்லை. எனவே மரபு வழியாக வந்து விட்டது என்று சொல்லி பெற்றோர்கள் தப்பிக்கவும் முடியாது. அதுபோல் ஒரு வயது வரையிலும் அதற்கான அறிகுறிகள் தென்படுவதும் இல்லை. குழந்தை வெளி உலகத்தோடு தொடர்பில் வந்த பிறகுதான் தெரிய ஆரம்பிக்கிறது. பெற்றோர்களின் அளவுக்கு மீறிய செல்லம் கொஞ்சல் கட்டுப்பாடு வரையறை இல்லாமல் வளர்த்தல், முதலிய காரணங்களால் ஆரம்பத்தில் குழந்தையின் நடத்தையில் மாற்றங்கள் ஏற்பட்டு, நாளாக நாளாக நல்ல பழக்கமின்றி, பண்பின்றி, ஒழுக்கக்கேடான மனிதனாகவும் மாறி விடுகிறார்கள். இது வெறும் நடத்தை சம்பந்தப்பட்ட விஷயம்தான் என்று சும்மா இருந்து விட முடியாது. குழந்தைகளை சரியாக வளர்க்க வில்லை என்றால் பின்னாளில் பெற்றோர்களுக்கும் வீட்டுக்கும், நாட்டுக்கும் அவர்களின் பங்கு கேள்விக்குறியே.

குழந்தையின் எல்லாவற்றுக்கும் ஓகே ஓகே என்று சொல்லும் PERMISSIVE பெற்றோர்கள் தான் காரணமாக அமைகிறார்கள். குழந்தை லேசாக சிணுங்கினாலே போதும் கேட்டது எல்லாம் கிடைத்து விடும். தேவையா? இல்லையா என்று யாரும் பார்ப்பதில்லை. நிறைய வேலைக்குச் செல்லும் பெற்றோர்களுக்கு வேலைமுடிந்து மாலையில்

வரும்போது ஒருவிதக் குற்ற உணர்வுடனே வீட்டிற்கு வருகிறார்கள். வந்தவுடன் நாள் பூராவும் குழந்தையைப் பார்க்கவில்லையே, எதுவும் செய்யவில்லையே என்ற ஆதங்கத்தில் குழந்தைக்குத் தேவையை விடவும் அதிகமாகச் செய்து விடுகிறார்கள். குழந்தை எது கேட்டாலும் டபுள் ஓகே ஆளை விட்டால் போதும்! அடம் பண்ணாமல் சமத்தாக இருந்தால் போதும். எதை வேண்டுமானாலும் செய்து கொள். இந்தா டிவி ரிமோட். எந்த சேனலை வேண்டுமானாலும் பார்த்துக் கொள் என்ற நிலைக்கு வந்து விடுகிறார்கள். இந்த மாதிரி குழந்தை வளர்ப்பு முறையை செயல்படுத்தும் பெற்றோர்களின் குழந்தைகள் அடம், அழுகை, முரண்டு பிடித்தல், பிடிவாதம், சுயநலம் முதலிய ஆயுதங்களை வைத்துக்கொண்டு இவ்வுலகை எதிர்கொள்ள கற்றுக்கொள்கிறார்கள். ஐந்து வயது வரையிலும் வீட்டில் தங்கள் ஆதிக்கம். அதற்குப் பிறகு பள்ளியில் பிரச்சினைகள். விடலைப்பருவத்தில் இன்னும் அதிகப்படியான சுயநலம், வயதுக்கு ஏற்ற முதிர்ச்சி இல்லாமை ஆகிய குணாதிசயங்களோடு ஒரு இளைஞனோ/இளைஞியோ சமூகத்தில் சேரும் போது கடைசியில் சமூகம் ஒரு நல்ல மனிதனை இழந்து விடுகிறது.

பெற்றோர்கள் என்ன செய்யலாம்?

நான் முதலில் சொன்னது போல SPOILED KIDS என்ற இந்த நிலை பிறவிக் கோளாறு அல்ல. இவர்கள் இளமையில் சரியான வளர்ப்பு இல்லாத காரணத்தினால் பெற்றோர்களால் உருவாக்கப்படுகிறார்கள் என்றே சொல்ல வேண்டும்.

எல்லாக் குழந்தைகளும் இரண்டு வயது ஆகும்போது வீட்டில் உள்ளவர்களை கவனிக்க ஆரம்பித்து விடுகிறார்கள். நீங்கள் சொல்லி செய்வதை விடவும், உங்களைப் பார்த்து காப்பியடித்து இமிடேட் செய்து நிறைய கற்றுக்கொள்வார்கள். உங்களின் சொல்லும் செயலும் நல்லவையாக இருப்பின் குழந்தையும் நல்லவனாக/ நல்லவளாக வருவார்கள். எச்சரிக்கை மிகவும் தேவை. உங்களைப் பார்த்துதான் அவர்கள் வளர்கிறார்கள். உங்கள் வார்த்தைகளைக் கேட்டு அல்ல.

பெரும்பாலான குழந்தைகள் ஒரு நான்கு அல்லது ஐந்து வயது வரும்போது வீட்டில் உள்ள பெரியவர்கள் சொல்லும் காரியத்தை உடன் செய்து விடுவார்கள். வீட்டில் நீங்கள் சொல்லும் சிறு சிறு வேலைகளைச் செய்வதில் மிகுந்த ஆர்வமும் மகிழ்ச்சியும் அடைவார்கள். அடுத்து என்ன செய்ய வேண்டும் என்று ஆர்வத்தோடு நிற்பார்கள். இந்த வயது குழந்தைகளுக்கு எனர்ஜி அதிகம். வயதானவர்கள் மாதிரி சீக்கிரம் சோர்ந்து போக மாட்டார்கள். இதைப் பெற்றோர்கள் புரிந்து கொண்டு வாழ்க்கைக்குத் தேவையான அடிப்படை வாழ்க்கைக்

கல்வியைப் புகட்டிவிட வேண்டும். இந்தக் காலத்தை விட்டுவிட்டால் ஐந்தில் வளையாது ஐம்பதில் வளையுமா என்ற கதையாகி விடும். பல் விளக்குதல், குளித்தல், டாய்லெட் உபயோகித்தல், டிரஸ் பண்ணிக் கொள்ளுதல் முதலியவற்றைத் தானாகவே செய்யச் சொல்ல வேண்டும். ‘உனக்கு ஒண்ணும் தெரியாது. இதோ நான் வந்து செய்யறேண்டா’ என்று பெற்றோர்கள் கிளம்பக் கூடாது. அதே போல சாப்பிடும் நேரம், சாப்பிடும் முறை, கை கழுவும் முறை தூங்கப் போகும் நேரம், காலையில் எழும் நேரம் என்று ஒவ்வொரு அடிப்படை வாழ்க்கைக் கல்வியையும் வீட்டில் கொடுக்க வேண்டும். இதில் பாசமிகுதியால் குழந்தையோடு சமாதானமாகி நீ எப்போவணு மானாலும் எழுந்துகொள், குளித்துக்கொள், சாப்பிட்டுக்கொள் என்று வளர்த்தால் குழந்தை பின்னாளில் கெட்டுப்போக இப்போதே விதை போட்டாகி விட்டாச்சு என்றாகிவிடும். சில பெற்றோர்கள் குழந்தைக்கு சாய்ஸ் வேறு கொடுப்பார்கள். இப்ப குளிக்கிறாயா அல்லது சாயங்காலத்திலா என்று, இதில் எல்லாம் குழந்தைக்கு சாய்ஸ் இல்லை என்று பெற்றோர்களும் புரிந்து கொள்ள வேண்டும்.

அடுத்ததாக மிகவும் முக்கியமானது. உடனடி சந்தோஷம், ஆங்கிலத்தில் INSTANT GRATIFICATION என்பார்கள். 1972-இல் அமெரிக்காவில் உள்ள ஸ்டான்ஃபோர்டு பல்கலைக்கழகத்தில் மனவியல் நிபுணர்களால் குழந்தைகளிடம் செய்த ஆராய்ச்சியில், சந்தோஷத்திற்காக சற்று நேரம் காத்திருக்கும் குழந்தைகள் பிற்காலத்தில் வாழ்க்கையில் வெற்றியாளர்களாக மின்னுவதைக் கண்டார்கள். குழந்தை கேட்ட வுடன் எதற்கு வாங்கிக் கொடுக்க வேண்டும்? சற்றுப் பொறுக்கட்டுமே! நீங்களும் அது குழந்தைக்குத் தேவையா, அல்லது அதன் ஆசையா என்று ஆராய்ந்துப் பார்த்து தேவை என்றால் மறுநாள் வாங்கிக் கொடுக்கலாமே/இது படிப்பதற்கு எளிது. ஆனால் பெற்றோர்களால் செயல்படுத்துவது கடினம். குழந்தையின் வாடிய முகமோ, அழுகையோ பெற்றோர்களைக் கரைத்து விடும். கொஞ்சம் மன உறுதியோடு இருந்தால், குழந்தை நிச்சயம் விரக்தி, ஏமாற்றத்தை எப்படிக் கையாள வேண்டும் என்று கற்றுக்கொள்ளுமே!

‘எந்தக் குழந்தையும் நல்ல குழந்தைதான் மண்ணில் பிறக்கையிலே அவர் நல்லவர் ஆவதும், தீயவர் ஆவதும்’ என்ற புலமைப்பித்தனின் வரிகள் நூறு சதமும் உண்மைதானே! ‘ஐந்தில் வளையாதது ஐம்பதில் வளையாது’ என்ற பழமொழியும் இதற்காக வந்ததுதானோ!

29. குழந்தைகள் ஏன் விபத்தில் சிக்குகிறார்கள்?

இன்றைய உலகில் விபத்துக்கள் தான் மனித உயிரைக் குடிக்கும் முதல் காரணியாக உலகம் முழுவதும் இருக்கிறது. இதில் மிகவும் சோகமான உண்மை என்னவென்றால் ஒரு பாவமும் அறியாத குழந்தைகள் விபத்துக்களிலிருந்து தப்பிக்கத் தெரியாமல் உயிரை விடுகிறார்கள். எதிர்பாராமல் நடப்பதுதான் விபத்து என்பர். ஆனால் சற்று சிந்தித்து செயல்பட்டால் குழந்தைகளை விபத்துக்களிலிருந்து பாதுகாத்து விடலாம்.

குழந்தைகள் எளிதில் விபத்துக்களில் சிக்கிக் கொண்டு விடுகின்றனர். காரணங்கள் பல.

குழந்தைகளுக்கே உரிய துறுதுறு என்று இருக்கும் தன்மையே அவர்களை விபத்தில் சிக்க வைத்து விடும். நடக்க ஆரம்பித்தவுடன் வீட்டில் உள்ள பொருள்களையெல்லாம் ஆராய்ந்து பார்க்கும் குணம். ஒவ்வொரு பொருளையும் தொட்டு, முகர்ந்து, வாயிலிட்டு சுவைத்துப் பார்க்க முயலும்போது அதில் ஒளிந்துள்ள ஆபத்து அவர்களுக்குத் தெரிவதில்லை. ஆனால் அப்படித்தான் இந்த உலகத்தை அறிந்து கொள்கிறார்கள். குழந்தைகளின் துல்லியமாகப் பார்க்கும் திறன், கேட்கும் திறன், விபத்து ஏற்படும் போது விலகி ஓடும் வேகம் எல்லாம் குறைவுதானே? போக்குவரத்து விதிகள் அவர்களுக்குத் தெரியுமா என்ன? அல்லது பெரியவர்களாகிய நாம்தான் அந்த குழந்தைகளுக்குச் சரியான வயதில் கற்றுக் கொடுத்து விடுகிறோமா என்ன? இல்லையே! அவர்களுக்கு இயற்கையாகவே விளையாட்டின்மீது உள்ள ஆர்வம், வண்ண வண்ணப் பொருள்களின்மீது உள்ள ஈர்ப்பு ஒவ்வொரு பொருளையும் எப்படி உபயோகிப்பது என்று தெரியாமல் இருப்பது எனப் பல காரணங்களால் குழந்தைகள் விபத்துக்கு உள்ளாகிறார்கள்.

30. வீட்டில் ஏற்படும் விபத்துக்கள்

பச்சிளங் குழந்தைகளுக்கே உரிய வளர்ச்சிப் படிகளான குப்புற விழுவது, தவழுவது, நிற்க முயற்சிப்பது, நடக்க முயற்சிப்பது என்ற ஒவ்வொரு நிலையிலும் குழந்தை கீழே விழ வாய்ப்புகள் அதிகம் உள்ளதால், பெற்றோரின் மேற்பார்வை எப்போதும் தேவைப்படுகிறது. சிறுவர்கள் படிக்கட்டுகள், மொட்டைமாடி, ஏணி, மரக்கிளைகள், பாதுகாப்பற்ற ஜன்னல்கள், பெரியவர்களின் கட்டில்கள், நாற்காலிகள் ஆகிய உயரமான இடங்களிலிருந்து விழுவது அடிக்கடி நடக்கும் விபத்துக்களில் அடங்கும். தண்ணீரில் மூழ்கும் அபாயம் வீட்டிற்குள்ளும் உண்டு. தண்ணீர் நிரம்பிய பக்கெட், பாத்டப் முதலியவற்றில் தலை குப்புற மூச்சுத் திணறி இறக்கும் குழந்தைகளும் உண்டு. வீட்டில் உபயோகப்படுத்தும் மின் சாதனங்கள், திறந்த நிலையில் உள்ள பிளக் பாயிண்ட்கள், பொம்மைகள் முதலியனவும் விபத்திற்கு வித்திடலாம். சில வீடுகளில் டைனிங் டேபிளின் மேல் போடும் துணி, டேபிளின் விளிம்புகளில் தொங்கிக் கொண்டிருக்கும். இதை குழந்தைப் பிடித்து இழுக்கும்போது டேபிளின் மேல் உள்ள பொருள்கள் குழந்தையின் மேல் விழுந்து ஆபத்து உண்டாகலாம். படுக்கையில் புகை பிடிக்கும் பெற்றோர், குழந்தையை வைத்துக் கொண்டு சூடான பானங்களைக் குடிக்கும் பெரியவர்கள், பாதுகாப்பற்ற சமையலறைப் பழக்கங்கள் என விபத்து ஏற்படும் சூழல்கள் ஏராளம்.

எப்படித் தடுக்கலாம்?

- வீட்டு உபயோகப் பொருள்கள், பர்னிச்சர்கள் வாங்கி உபயோகிக்கும் போது குழந்தைகளின் பாதுகாப்புக்கு உகந்ததா என்று பார்த்து வாங்க வேண்டும். அவைகளை வீட்டிலும் பாதுகாப்பாக வைக்க வேண்டும்.
- மின்சார பிளக் பாயிண்ட்களுக்கு மூடிகள் போட வேண்டும். மின் சாதனங்களை எப்படி உபயோகிப்பது என்பதை வளர்ந்த குழந்தை களுக்குச் சொல்லிக் கொடுக்க வேண்டும்.
- பாதுகாப்பான சமையலறைப் பழக்கங்களைக் கையாள வேண்டும். கேஸ் சிலிண்டர்கள், ஸ்டவ் முதலியவற்றைப் பாதுகாப்பாக உபயோகிப்பது பற்றி வீட்டில் உள்ளவர்கள் அனைவரும் தெரிந்து இருக்க வேண்டும்.

- வீட்டில் புகை அலாரம், தீ அணைப்பான் இருத்தல் நல்லது. அவைகளை எப்படி கையாளுவது என்பதும் தெரிந்திருக்க வேண்டும்.
- பாத்ரூம் கைப்பிடியை குழந்தைகள் கைக்கு எட்டாதவாறு உயர வைக்க வேண்டும். காலியான வாளியைக் கவிழ்த்து வையுங்கள். உபயோகிக்காத போது பாத்டப்பில் தண்ணீர் இருக்கக் கூடாது.
- குழந்தைகள் இருக்கும் வீட்டில், டைனிங் டேபிளுக்கு மேல் போடும் துணி தேவையில்லை.
- ஜன்னல், பால்கனி, படிக்கட்டுகள், மொட்டைமாடி முதலிய இடங்களில் குழந்தைகள் பாதுகாப்பு கருதி கிரில், கைப்பிடிச் சுவர் முதலியன அமைக்க வேண்டும்.
- வீட்டுத் தோட்டத்தில் உள்ள கிணற்றுக்கு மூடி போட்டு வைக்க வேண்டும்.

புரையேறுதல்

நாம் உணவு, தண்ணீர் முதலியன விழுங்கும்போது தொண்டையிலிருந்து உணவுக் குழாய்க்கு எளிதில் இறங்கி விடுகிறது. ஒவ்வொரு முறை நாம் உணவை விழுங்கும்போதும் உணவு மூச்சுக் குழாயில் நுழையாமல் உணவுக் குழாயிலேயே இறங்குகிறது. இந்தச் செயல் நம்முடைய கட்டுப்பாடு இல்லாமல் அனிச்சை செயலாகவே நடக்கிறது. வெகு அரிதாக சில நேரங்களில் உணவுக்குழாயில் போக வேண்டிய பொருள் மூச்சுக்குழாயில் போகும் போது, உடனடியாக தொடர்ந்து இருமல், மூச்சுத் திணறல் உண்டாகிறது. இரத்தத்தில் ஆக்சிஜன் குறைவதால் உடல் நீலமாகி விடுகிறது. மூச்சுக்குழாயில் உள்ள பொருள் வெளியே வந்தால்தான் உயிருக்கு ஆபத்தில்லை. குழந்தைகளுக்குப் பல்வேறு சூழ்நிலையில் இம்மாதிரி புரையேறி விடுகிறது. அவைகளைப் பார்ப்போம்.

- உணவை மென்று தின்னாமல் அப்படியே விழுங்கும்போது.
- அவசரம் அவசரமாக சாப்பிடும்போது
- தின்பண்டங்கள், காசு, சிறு பொம்மைகள், பட்டன்கள், மணி போன்றவற்றை வாயில் வைத்துக் கொண்டு விளையாடுவது, சிரிப்பது.
- பட்டாணி, வேர்க்கடலை முதலியவற்றை அப்படியே விழுங்கும் போது
- பொம்மையில் உள்ள விசிலை உள்ளுக்குள் இழுத்து ஊதுதல்

இம்மாதிரி குழந்தையின் மூச்சுக்குழாயில் அன்னியப் பொருள் நுழைந்து மூச்சுத்திணறல் ஏற்பட்டால், சிறு குழந்தையானால் உடனடியாக தலை கீழாகப்பிடித்து முதுகில் தட்டவும். பிறகு வாயைத்திறந்து அன்னியப் பொருள் உள்ளதா என்று பார்த்து எடுத்து விடவும். இல்லையேல் காலம் தாழ்த்தாமல் உடன் மருத்துவமனைக்கு விரையவும். சிறார்களாக இருந்தால் தலைச் சற்று கீழாக உள்ளபடி படுக்க வைத்து முதுகில் தட்டவும். அன்னியப் பொருள் வாயில் தட்டுப்பட்டால் எடுத்து விடவும். இல்லையெனில் உடனடியாக மருத்துவ உதவியை நாடவும்.

மூச்சுத் திணறல்

குழந்தையின் சுவாசம் தடைபடும்படியான எந்த நிகழ்வும் உயிருக்கு ஆபத்து விளைவித்து விடும். உதாரணமாக,

- கழுத்தில் உள்ள செயின், கயிறு முதலியன கழுத்தை இறுக்குதல்
- பிளாஸ்டிக் பைகளை விளையாட்டுப் பொருளாக உபயோகித்தல்.
- ஒரு வயதுக்கு உட்பட்ட குழந்தைகளுக்கு அதிகப்படியான துணி, தலையணையால் மூச்சுத் தினறல் உண்டாதல்
- சிறார்கள் கயிறு, ரப்பர் பாண்ட் முதலியவைகள் வைத்து விளையாடுதல்

இம்மாதிரி நிகழும்போது உடனே மருத்துவமனைக்குச் செல்ல வேண்டும்.

வீட்டில் உள்ள நச்சுப் பொருள்களை உண்ணுதல்

நாம் வீட்டு உபயோகத்திற்கு என்று வைத்திருக்கும் சில பொருள்கள் அவைகளின் நிறம், மணம், மற்றும் குழந்தைகளுக்கே உரிய ஆர்வம் போன்ற காரணங்களினால் அவர்களை ஈர்ப்பதால் இந்த பொருள்களும் அவர்களுக்கு நஞ்சாகி விடுகின்றன. அவைகளைப் பற்றிப் பார்ப்போம்.

- வெயில் காலங்களில் வீட்டில் வைத்திருக்கும் மண்ணெண்ணையைக் குழந்தை தண்ணீர் என்று அவசரத்தில் குடிப்பதால், அதுவே குழந்தைக்கு நஞ்சாகி விடுகிறது. குழந்தையின் நுரையீரல், வயிறு, மூளை முதலிய உறுப்புகள் பாதிக்கப்படுகின்றன.
- வீட்டில் இருக்கும் சோப்பு, டிடர்ஜண்ட் பார், கொசுவத்திச் சுருள் முதலியவற்றைக் குழந்தைகள் எடுத்து சாப்பிட்டு விடுவார்கள்.

- கழிப்பறைகளை சுத்தம் செய்ய சில வீடுகளில் ஆசிட் பாட்டில், பினாயில் முதலியன வாங்கி வைத்திருப்பார்கள். குழந்தைகள் தவறுதலாகக் குடித்து விடுவார்கள்.

- விவசாயம் செய்யும் குடும்பங்களில் பூச்சிக்கொல்லி மருந்து களையோ, அல்லது அவைகள் இருந்த காலி டின்களையோ குழந்தைகளுக்கு எட்டும்படி வைக்கக் கூடாது. இவைகள் மிகவும் ஆபத்தான உயிர்க்கொல்லிகள்.

- வீட்டில் உள்ள பெரியவர்களின் இருதய நோய்க்கான மாத்திரைகள், இரத்தக் கொதிப்புக்கான மாத்திரைகள், சர்க்கரை வியாதி மாத்திரைகள், தூக்க மாத்திரைகள், மன உளைச்சலுக்கான மாத்திரைகள் குழந்தைகள் பார்வையில் படாமல் வைத்துக் கொள்ள வேண்டும். குழந்தைகள் முன்னிலையில் அவைகளைச் சாப்பிடாமல் இருந்தாலும் நல்லது.

- நெயில் பாலிஷ், கண் மை, லிப்ஸ்டிக் முதலியன குழந்தை களுக்குத் தேவையில்லை. இவைகளைத் தொடர்ந்து உபயோகித்தால் அவைகளில் உள்ள காரீயம் குழந்தைகளின் உடலைப் பாதிக்கும்.

- குழந்தைகளுக்கான பொம்மைகளின் மேல் உள்ள பெயிண்ட் பூச்சு குழந்தைகளுக்கு ஆபத்தை விளைவிக்கும். குழந்தை பொம்மையை வாயில் வைத்து விளையாடும்போது, இந்த பெயிண்ட் கரைந்து உடலுக்குள் சென்று நச்சு விளைவுகளை உண்டு பண்ணும்.

ஆக குழந்தைகளின் கையில் மேற்கண்ட பொருள்கள் கிடைக்காமல் பாதுகாப்பாக வீட்டில் வைக்கும் பழக்கத்தை ஏற்படுத்திக் கொண்டால், குழந்தைகளுக்கு அவர்கள் இருக்கும் வீடும் பாதுகாப்பானதாக இருக்கும்.

31. தண்ணீரில் மூழ்குதல்

தண்ணீரில் மூழ்கி விபத்துக்குள்ளாவது அடிக்கடி வீட்டிற்குள்ளும், வெளியிலும் நடக்கும் நிகழ்வு. பெரியவர்களை விட குழந்தைகளுக்கு தான் பாதிப்பு அதிகம். ஒவ்வொரு ஆண்டும் ஆயிரக்கணக்கான குழந்தைகள் தண்ணீரில் மூழ்கி மூச்சுத் திணறி இறக்கிறார்கள். ஏரி, குளம், ஆறு, நீச்சல் குளம், பாத்டப், தண்ணீர் நிரம்பிய வாளி என விபத்து நடக்கும் இடங்கள் நிறைய இருக்கின்றன. தண்ணீரில் விழுந்த குழந்தையைக் காப்பாற்ற என்ன செய்யலாம் என்பதைப் பார்ப்போம்.

- உடனடியாகக் குழந்தையைத் தண்ணீரில் இருந்து வெளியே எடுத்து சமதரையில் கிடத்த வேண்டும்.
- தலை சற்றுத் தாழ்வாக இருக்கும்படி குழந்தையை ஒருக்களித்து படுக்க வைக்க வேண்டும்.
- மூச்சு வருகிறதா என்று கவனிக்க வேண்டும். இல்லையென்றால் உடன் செயற்கை சுவாசம் அளிக்க வேண்டும். இதற்கு முதலுதவி பயிற்சி பெற்றவர் இருந்தால் நல்லது. செயற்கை சுவாசம் அளித்துக் கொண்டிருக்கும்போதே மருத்துவ உதவிக்கும் ஏற்பாடு செய்ய வேண்டும்.
- உடனே மருத்துவமனையை அணுக வேண்டும்.
- இதைத் தடுக்க என்ன செய்யலாம் என்று பார்ப்போம்.
- வீட்டில் எப்போதும் குளியல் அறைக் கதவை மூடியே வைக்கவும்.
- வாளி, பாத்டப் தொட்டி முதலியவைகளை உபயோகித்த பின் தண்ணீர் இல்லாமல் கவிழ்த்து வைக்கவும்.
- கிணறுகளுக்கு மூடி போடவும்.
- முறையான நீச்சல் பயிற்சிகளைக் குழந்தைளுக்கு கற்றுக் கொடுக்கவும்.
- மீட்பு சாதனங்கள் இல்லாத படகில் பயணம் செய்ய வேண்டாம்.

32. தீ விபத்துக்கள்

வெப்பத்தின் தன்மையைப் பொறுத்து தீயினால் மனிதனுக்கு உண்டாகும் தீப்புண்களை மூன்று வகையாகப் பிரிக்கலாம்.

1. ஈரப்பதம் அறவே இல்லாத வெப்பம் மட்டுமே உண்டு பண்ணும் தீக்காயங்கள். இவைகளை BURNS என்பார்கள். இம்மாதிரி தீப்புண்கள் வளர்ந்த குழந்தைகளின் விபத்துக்களில் முக்கியமானது.

2. வெப்பமும் ஈரப்பதமும் சேர்ந்து உண்டாக்கும் தீக்காயங்கள். இவைகள் SCALDS எனப்படும். இந்த WET BURNS கள் தான் 5 வயதுக்கு உட்பட்ட குழந்தைகளுக்கு அதிகம். சுடு நீர், சுடு எண்ணை, சூடான காப்பி, டீ முதலியன குழந்தைகள் மேல் கொட்டும்போது இந்தக் காயங்கள் வருகின்றன.

3. அடுத்து வெப்பமும், தீப்புகையும் சேர்ந்து மனிதனுக்கு உண்டு பண்ணும் விளைவுகள். தீயும், நச்சுப்புகையும் சேரும்போது பாதிப்பு அதிகமாகிறது. நச்சுப் புகை, அதில் உள்ள கார்பன் மோனாக்ஸைடு, சல்பர்ஆக்சைடு, நைட்ரஜன் ஆக்சைடு போன்றவைகள் நுரையீரலைப் பாதிப்பதால், மூச்சுத் திணறல் வந்து உயிருக்கு ஆபத்தான நிலைக்கு தள்ளப்படுகிறார்கள்.

மருத்துவ ரீதியாக தீப்புண்களை 3 வகைகளாகப் பிரிக்கலாம். முதல் வகையில் தோலின் மேல் பகுதி மட்டும் பாதித்திருக்கும். பாதிக்கப்பட்ட இடம் லேசாக சிவந்திருக்கும். வலி எரிச்சல் அதிகம் இருக்கும். இரண்டாம் வகைத் தீப்புண்ணில் தோலின் கீழ்ப்பகுதியும் பாதிக்கப்பட்டிருக்கும். தீப்பட்ட இடத்தில் கொப்புளங்கள் உண்டாகும். வலி, எரிச்சல் அதிகமாக இருக்கும். மூன்றாம் வகை தீப்புண்ணில் தோலின் கீழே உள்ள நரம்புகள், இரத்தக் குழாய்கள், தசைகள், எலும்புகள் எனப் பாதிப்புகள் அதிகமாக இருக்கும். பாதிக்கப்பட்ட இடம் கரிக்கட்டையாய் தெரியும். வலி தெரியாது. ஆபத்தான நிலை இது. தீவிர சிகிச்சை, ஸ்கின்கிராப்ட் போன்ற மருத்துவமுறைகள் தேவைப்படும்.

என்ன முதலுதவி செய்யலாம்?

- முதலில் சத்தம் போட்டு கூச்சலிட்டு உதவி கேட்க வேண்டும்.
- தீப்பிடித்த குழந்தையின் உடலில் உள்ள தீயை அணைக்க வேண்டும். குழந்தையை ஓட அனுமதிக்காமல் ஒரு போர்வையால் சுருட்டி கீழே உருட்ட வேண்டும். பெரிய

குழந்தையாக இருந்தால் படுத்துப் புரள வேண்டும். இதனால் அணிந்திருக்கும் ஆடைகளில் உள்ள தீ பரவாமல் உடன் அணைந்து விடும்.

- தீப்பிடித்த குழந்தையை உடனடியாக அந்த இடத்தை விட்டு அப்புறப்படுத்த வேண்டும்.
- தீப்பிடித்தவரைக் காப்பாற்ற நினைப்பவர் தன்னையும் காப்பாற்றிக் கொள்ளத் தெரிய வேண்டும். ஒரு ஈரமான துணியையோ, போர்வையையோ இடையில் பிடித்துக் கொண்டு தீப்பிடித்துக் கொண்டவரைப் பிடிக்க வேண்டும்.
- தீப்புண் மீது குளிர்ந்த நீரை நிறைய ஊற்ற வேண்டும். இதனால் உடனடியாக எரிந்து/புகைந்து கொண்டிருக்கும் தீ அணைக்கப்படுவதுடன், தீப்புண் பரவுதும் தடுக்கப்பட்டு விடும். தீப்புண்ணின் ஆழமும் குறைக்கப்பட்டு விடும். கை, கால்களில் தீப்புண் இருந்தால் உடன் குளிர்ந்த நீரில் அமிழ்த்தி வைக்கலாம்.
- மோதிரம், பிரேஸ்லெட் போன்றவைகள் அணிந்திருந்தால் கழட்டி விட வேண்டும், கழட்ட முடியாத நிலைமை இருப்பின் அவைகளை வெட்டி எடுத்து விடலாம்.
- தீப்புண்ணோடு ஒட்டிக்கொண்டிருக்கும் துணி போன்ற வற்றை பிய்த்து எடுக்காமல், மருத்துவமனை சென்ற பிறகு எடுத்துக் கொள்ளலாம்.
- எக்காரணம் கொண்டும் எண்ணெய், பவுடர், இங்க் போன்றவைகளை தீப்புண் மீது தடவக் கூடாது.

தீ விபத்துக்களைத் தவிர்க்க என்ன செய்யலாம் என்று பார்ப்போம்.

- குழந்தைகளுக்குப் பருத்தித் துணிகளை அணிவியுங்கள்.
- குழந்தைகள் தீப்பெட்டி, லைட்டர், சிகரெட் போன்றவற்றை வைத்து குழந்தைகள் விளையாட அனுமதிக்கக் கூடாது.
- சமையல் அறையில் குழந்தைகளை அனுமதிக்காதீர்கள்.
- பூஜை அறையில் எரியும் விளக்கோடு வீட்டைப் பூட்டி விட்டு வெளியே செல்லாதீர்கள்
- மின்சார சாதனங்களைக் குழந்தைகளுக்கு எட்டாத இடத்தில் வைக்கவும்.
- வீட்டில் தீப்பிடித்தால் என்ன செய்ய வேண்டும் என்று முன்னரே குழந்தைகளுக்குச் சொல்லிக்கொடுங்கள்.

- வீட்டில் புகையை உணர்ந்து எச்சரிக்கும் சாதனங்களைப் பொருத்துங்கள்.
- வீட்டில் தீப்பிடித்தவுடன் வீட்டை விட்டு அனைவரும் வெளியில் வந்து விட வேண்டும்.
- அறை முழுவதும் புகைமண்டலமாக இருக்கும்போது, உடனடியாக கீழே படுத்து தரை ஓரமாகத் தவழ்ந்து வெளியில் வர வேண்டும். எழுந்து நடக்கவோ, ஓடவோ முயற்சிக்கக் கூடாது.
- அடுக்குமாடி குடியிருப்புகளில் இருப்பவர்கள் லிப்டை உபயோகிக்கக் கூடாது. படி வழியாக இறங்கி வர வேண்டும்.
- பட்டாசுகள், வாணவேடிக்கைகள் தீ விபத்துக்கு மற்றுமொரு முக்கிய காரணம். வீட்டில் உள்ள பெரியவர்களின் மேற்பார்வையில் தான் குழந்தைகள் வெடிக்க வேண்டும்.
- பட்டாசுகளைத் திறந்த வெளியில்தான் வெடிக்க வேண்டும்.
- அப்போது எளிதில் தீப்பிடிக்காத ஆடைகளை அணிந்திருக்க வேண்டும்.
- வீட்டில் நடந்த தீ விபத்து பற்றி உடனே காவல் நிலையத்திற்கும் தீயணைப்பு நிலையத்திற்கும் தகவல் தெரிவிக்க வேண்டும்.

33. சாலை விபத்துக்கள்

உலகம் முழுவதும் இறக்கும் குழந்தைகளில் பாதிப் பேருக்குமேல் சாலை விபத்துக்களில் தான் இறக்கிறார்கள். விபத்துக்களில் ஏற்படும் கொடுங்காயங்களால் கை, கால்களை இழந்து ஊனமானோர் அதைவிட அதிகம். இம்மாதிரி சாலை விபத்துகளில் குழந்தைகள், அடிபட்டு ஆயுள் பூராவும் மாற்றுத் திறனாளியாக, சமூகத்தின் வள்ர்ச்சிக்கு உதவ முடியாமல் சுமையாகவே இருக்கிறார்கள். இதைத் தடுக்க என்ன செய்யலாம் என்று பார்ப்போம்.

- முதலில் குழந்தைகளுக்குச் சாலை விதிகளைப் புரியும்படி சொல்லிக் கொடுங்கள். சாலையை எப்படிக் கடப்பது என்பது முக்கியம். வாகனப்போக்குவரத்து பற்றி சிந்திக்காமல் ரோட்டைக் கடப்பது, பாதி ரோட்டைக் கடந்தவுடன் திரும்பி வர நினைப்பது போன்றவை ஆபத்தில் முடியும்.
- குழந்தைகளுக்கு ரோட்டில் அமைதியாக, நேராக நடக்கக் கற்றுக் கொடுங்கள்.
- சாலை ஓரம் இருக்கும் நடைபாதையில் நடக்கச் சொல்லுங்கள். பாதுகாப்பான நடைபாதை இல்லையெனில் எப்போதும் போக்குவரத்து திசைக்கு எதிர்த்திசையில் சாலை ஓரம் நடக்க பழகிக் கொள்ளச் சொல்லவும்.
- இரவில் குழந்தைகளை அழைத்துச் செல்லும்போது 'பளிச்' என்று தெரியும் படியான ஆடைகளைப் போட்டு அழைத்துச் செல்லுங்கள்.
- காரில் செல்லும்போது குழந்தைகளுக்கென உள்ள பிரத்தியேகச் சீட்டை உபயோகப்படுத்தவும். சீட் பெல்ட் உபயோகிக்க கற்றுக் கொடுங்கள். எக்காரணம் கொண்டும் முன் சீட்டில் குழந்தைகளை உட்கார வைக்காதீர்கள். குழந்தையை மடியில் வைத்துக் கொண்டு பயணிக்காதீர்கள். கண்ணாடியை இறக்கி விட்டு கைகளை, தலையை வெளியே நீட்டுவதை அனுமதிக்காதீர்கள்.
- சைக்கிளின் முன்னோ, பின்னோ குழந்தைகளை முன் எச்சரிக்கை இன்றி ஏற்றிச் செல்லாதீர்கள். பாதுகாப்பான சைக்கிள் ஓட்டும் முறையை வளர்ந்த குழந்தைகளுக்குச் சொல்லிக் கொடுங்கள்.

- இரு சக்கர வாகனங்கள் ஓட்டும்போது ஹெல்மெட் அணியச் சொல்லிப் பழக்குங்கள்.
- இரு சக்கர வாகனங்களில் அதிகச் சுமையுடன் செல்ல அனுமதிக்காதீர்கள்.
- ஒரு சில குழந்தைகளுக்கு இடது, வலது குழப்பம் பிறவியிலிருந்தே இருக்கும். இவர்கள் மீது தனிக் கவனம் தேவை.
- எல்லாவற்றுக்கும் மேலாக சிறு வயதிலிருந்தே கீழ்ப்படிதல், நேர்மை, சுயக் கட்டுப்பாடு முதலியவற்றை பழகிக் கொள்ளும் குழந்தைகள் சாலையிலும் பாதுகாப்பாகப் பயணிப்பார்கள்.

■■■